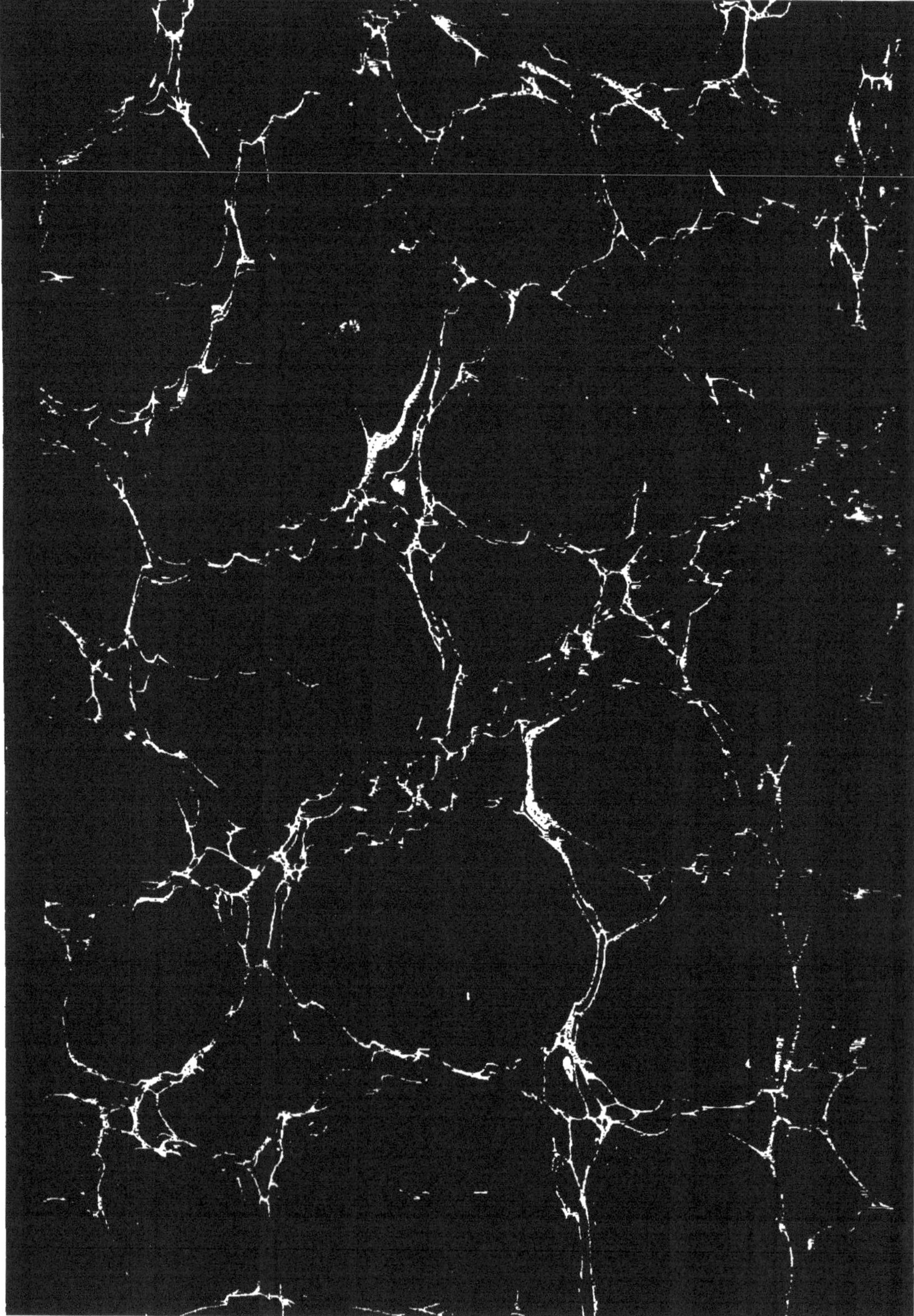

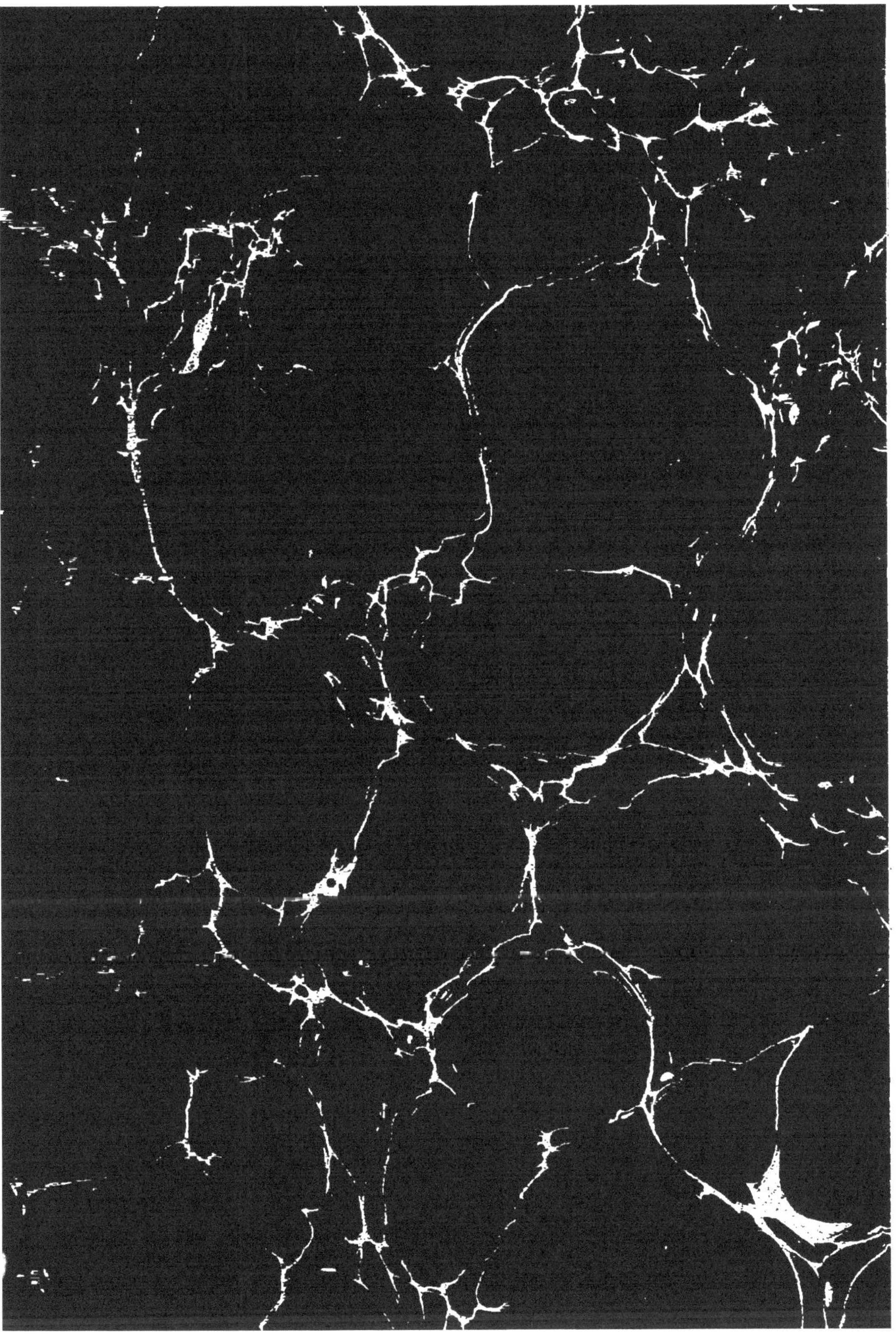

LETTRES

TOPOGRAPHIQUES ET MÉDICALES

SUR VICHY.

Clermont, Imprimerie de Thibaud-Landriot.

LETTRES
TOPOGRAPHIQUES ET MÉDICALES
SUR VICHY,
SES
EAUX MINÉRALES
ET LEUR
ACTION THÉRAPEUTIQUE
SUR NOS ORGANES;

par M. Noyer (Victor),

Docteur en Médecine, Chirurgien de l'Hospice de Vichy; Membre correspondant de plusieurs Sociétés savantes.

> L'expérience s'acquiert, non pas à force d'agir, mais à force de réfléchir sur ses actions.
>
> Young, *Revue de la vie.*

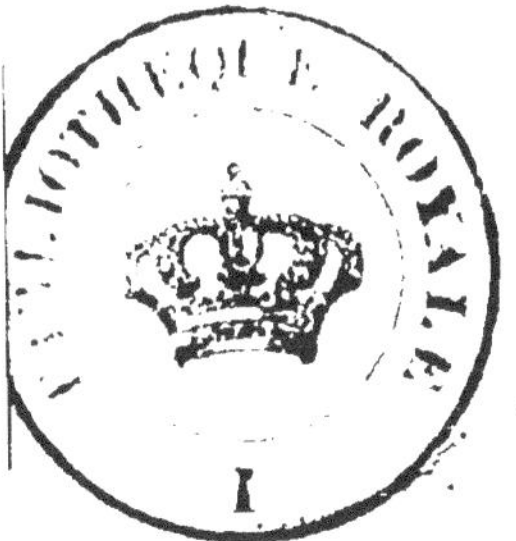

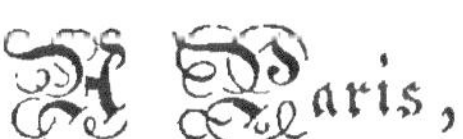

A Paris,

A LA LIBRAIRIE DES SCIENCES MÉDICALES
DE JUST ROUVIER, RUE DE L'ÉCOLE DE MÉDECINE, N° 8;

A Clermont et à Riom,
CHEZ THIBAUD PÈRE ET FILS, IMPRIMEURS-LIBRAIRES;

Et chez l'Auteur, à Vichy.

1833.

Aux mânes

de Madame de Laborde mère.

Souvenir, reconnaissance et respect.

A Monsieur

le Comte Alexandre de Laborde, son fils,

Questeur de la Chambre des Députés.

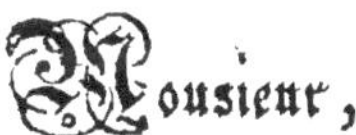onsieur,

La bienveillance avec laquelle vous m'avez permis de faire paraître cet ouvrage sous vos auspices, est déjà une récompense de toutes les études que j'ai dû faire, afin de pouvoir me rendre un peu utile à mes semblables.

Je m'estime d'autant plus heureux de l'honneur que vous me faites en en acceptant la dédicace, qu'il me procure l'avantage, depuis long-temps désiré, de rendre hommage à la mémoire de Madame votre Mère, et de lui exprimer, en la personne de son fils, les sentimens de reconnaissance et de respect que j'ai conservés pour toutes les bontés qu'elle a eues pour moi.

Veuillez, Monsieur le Comte, en recevoir l'expression sincère, et croire au respect de

Votre très-humble serviteur,

V. Royer.

INTRODUCTION.

> L'expérience s'acquiert, non pas à force d'agir, mais à force de réfléchir sur ses actions.
>
> YOUNG, *Revue de la vie.*

J'AI entendu très-souvent des étrangers demander l'histoire du pays qu'ils habitaient momentanément; plusieurs d'entre eux faisaient presque un reproche indirect à ses habitans de n'avoir rien dit sur un pays aussi fréquenté, et sur lequel il y avait tant de choses à dire. Des ruines, des traces de voies romaines, des vestiges d'un ancien pont, des fortifications, des eaux thermales renommées, des dénominations qui annonçaient une ancienne ville, un ancien peuple; tout cela, disaient-ils, devait suffire pour une histoire. Ces demandes souvent répétées ont un peu piqué mon amour-propre; je me suis consulté, j'ai hésité long-temps; les forces me manquaient; j'entrevoyais toutes les difficultés que j'aurais à vaincre; mais, enfin, je me suis décidé. Je n'ai point voulu seulement faire un volume; tous mes efforts ont eu pour but de faire connaître à mes lecteurs et aux étrangers, un pays où ils viennent chercher la santé. L'art de bien dire me manque, et c'est quelque chose que l'art de bien dire, pour persuader. Si, dans le fond d'une province, on ne possède pas le talent de bien s'exprimer, on peut du moins avoir celui de réfléchir. J'aime à croire que les personnes obligeantes qui me liront auront assez d'indulgence pour ne pas trop exiger de moi : mon plus grand désir est celui d'être cru. C'est pour arriver à cette fin, que je me suis attaché à ne dire que la vérité; je fais part au monde médical de mes recherches et de mes réflexions; mes confrères me jugeront : si leur critique combat quelques-unes de mes assertions, et que les leurs soient plus péremptoires, je déclare m'y soumettre, mais non pas sans polémique; car ce n'est que la grande conviction que j'ai dans ce que j'avance, qui m'engage à leur soumettre mes idées sur cet agent thérapeutique. Du reste, on dit que ce n'est que des discussions que sort la vérité; j'attends.

Quant à la partie topographique, j'ai

tâché de décrire le mieux que j'ai pu les lieux où j'étais; le lecteur, placé dans la même position, jugera si la description en a été fidèle. J'ai puisé les documens que je livre au public dans d'anciens ouvrages sur la matière; j'ai compulsé tout ce que j'ai pu me procurer; j'ai consulté de vieux souvenirs.

Peut-être n'était-ce point à moi qu'il convenait d'écrire le premier sur le sujet de cet ouvrage; le désir que j'ai d'être agréable aux nombreux buveurs qui fréquentent nos eaux, doit empêcher qu'on me taxe de présomption et en même temps me servir d'excuse. Je ne me suis dissimulé, ni les obstacles, ni les difficultés attachés à ma position personnelle; je me suis imposé un travail assez grand, j'y mettrai toute la franchise dont je suis capable. J'ai vu, j'ai réfléchi sur ce que j'ai vu : toute la partie médicale n'est que le résultat de ces réflexions.

Les connaissances de l'influence des eaux thermo-minérales sur la santé des hommes se perd dans la nuit des temps.

Les Romains, dans la conquête des Gaules,

cherchèrent avec avidité toutes les sources thermales existantes dans les pays qu'ils traversaient; tous les obstacles que présentaient leurs abords, toutes les dificultés qu'il fallait vaincre pour y arriver, étaient surmontés. Rien ne leur coûtait, quand il s'agissait de créer un lieu propice au soulagement de leurs soldats fatigués; aussi voyait-on s'élever près des sources, des édifices somptueux, dignes de la grandeur de ce peuple. Des bains spacieux, de vastes piscines, rendaient à ces maîtres du monde toute l'énergie qui leur était nécessaire pour faire les grandes choses dont la France admire encore les ruines.

Dans l'intervalle qui nous sépare de cette époque, le temps a passé son inexorable niveau sur tous ces monumens qui n'auraient jamais dû périr. L'envahissement des barbares, les guerres civiles qui ont désolé la France pendant des siècles entiers, ont détruit d'aussi belles choses : leur destruction a fait perdre le but de leur utilité. Des siècles d'ignorance et de superstition ont succédé. Dominés par l'influence religieuse, les hommes de ces temps s'occupaient plutôt du salut de leur âme que de la santé de leur corps. Aussi ces sources précieuses sont-elles devenues désertes, et leurs propriétés salutaires entièrement oubliées.

Ce n'est que vers la fin du xve siècle que la médecine s'est un peu occupée à relever les eaux minérales de l'oubli dans lequel elles étaient plongées. Différens médecins publièrent des traités sur les eaux minérales qu'ils connaissaient. Peu à peu les nombreuses cures, opérées par leur usage, y ont attiré un coucours plus considérable d'étrangers. Le bruit de ces guérisons s'est répandu; et quoique nos ancêtres y vissent encore une influence divine, leur application s'est régularisée; les hommes instruits de ces temps-là ont commencé le classement des maladies pour lesquelles les eaux thermo-minérales étaient employées avec succès. Ce classement, cet emploi ont dû se ressentir de l'inflence des doctrines médicales qui régnaient alors. On a dû baser leur propriété d'après les différens systèmes en vogue.

Il appartenait à notre siècle de faire justice de toutes les idées fausses qu'on s'était formées sur cette partie, de déchirer les langes dont la superstition enveloppait encore les propriétés de cet agent thérapeutique, et de le mettre en rapport avec nos connaissances acquises.

Le gouvernement n'a point voulu rester en arrière de la science. Si par de nombreuses recherches les savans ont voulu donner aux eaux thermo-minérales, le rang qu'elles doivent occuper parmi les agens de la matière médicale les plus répandus, il a voulu aussi contribuer au bien-être des malades qui venaient aux sources chercher la santé, en élevant, comme les Romains, des établissemens dignes du peuple et du pays, et où tous les accessoires nécessaires à leur guérison pouvaient se trouver réunis.

L'établissement de Vichy ne laisse rien à désirer sous ce rapport; tout y est agréablement et commodément placé; la localité est peut être la seule qui présente tant d'avantages réunis. Elle n'est point, comme les autres sources, dans des gorges de montagnes où la température varie si subitement, que le matin et le soir il faut être vêtu comme en hiver, et où, dans le cours de la journée, la chaleur est insupportable. Dans ces pays on commence souvent une promenade dans laquelle on espère avoir de l'agrément et des distractions; à peine est-on arrivé au but, que souvent des orages viennent fondre inopinément sur vous, et troublent par les accidens qu'ils occasionent, non seulement une récréation nécessaire à votre guérison, mais encore provoquent des accidens qui détruisent tout le bien opéré par l'effet des eaux. Cet établissement se trouve au milieu d'une plaine entourée de petits coteaux qui augmentent le charme de sa position, et fournit au promeneur agrément, sécurité et jouissance.

Plan de l'ouvrage. L'ouvrage se compose de cinq lettres; les deux premières sont purement topographiques, les trois dernières sont médicales.

La première lettre contient la description de la ville de Vichy, ce qu'elle présentait autrefois de remarquable, et son ancienne position: les antiquités de différentes époques trouvées dans les fouilles, ont fait connaître à peu près l'époque de sa destruction dans le XIIe siècle. La révolution de 89 a enlevé à la ville une église et deux couvens, dont l'un, celui des Célestins, embellissait le quartier qu'il occupait. Tous les renseignemens que je donne ont été pris dans un manuscrit de 1400, conservé dans la chartrerie du couvent; cette chartrerie était un petit cabinet noir dont les murs étaient intérieurement et extérieurement recouverts de tôle pour garantir d'incendie. La révolution ayant été cause de l'aliénation de ce monastère, on a pénétré dans ce cabinet et on en a enlevé tout le contenu qu'on a livré aux flammes. Ce manuscrit, que j'ai entre les mains, en a échappé par hasard.

La seconde lettre a pour objet de faire connaître l'hospice, les détails du pont suspendu qui est construit vis-à-vis la source de l'Hôpital, et le but des promenades.

Ce dernier objet sera agréable, je l'espère, aux étrangers, en ce qu'il leur expliquera les endroits qu'ils sont en usage de visiter. Je dois à la complaisance des directeurs des usines des détails circonstanciés sur ces établissemens. Ceux du pont m'ont été donnés par un des directeurs des travaux. Je désire que les remercîmens que je leur fais publiquement leur soient agréables.

La troisième, qui est la première lettre médicale, renferme quelques généralités sur les eaux minérales, et le genre de modification que l'emploi de cet agent thérapeutique apporte à nos organes Pour mettre à même les personnes étrangères à la médecine, de bien comprendre cette action, j'ai cru devoir expliquer physiologiquement ce qu'on entendait par irritation, stimulation et révulsion; j'ai voulu que le malade comprenne le genre de médication qu'on lui fait subir, parce qu'alors le médecin aura le double avantage de prouver qu'il sait ce qu'il fait par la parfaite connaissance du moyen qu'il emploie, et de trouver un malade docile et confiant. On me pardonnera de m'être un peu étendu sur ce sujet, qui s'écarte un peu de l'objet de ce livre; j'en fais connaître la raison.

Cette lettre contient aussi la description détaillée des différens changemens que le temps et les époques ont fait subir à l'établissement dont je m'occupe; je suis entré dans ces détails minutieux, pour bien le faire connaître, non-seulement aux étrangers qui fréquentent le pays, mais encore à ceux qui me liront sans y venir.

J'ai aussi, dans cette lettre, compris la description des sources, et fait connaître le caractère physique et chimique des eaux.

La quatrième comprend l'action physique et chimique des eaux de Vichy sur les organes et le produit de leurs fonctions. Je me suis étendu sur son action physique sur la peau, soit en bains, soit en douches. J'ai continué cette action physique sur la muqueuse gastro-intestinale; son action chimique a été aussi poursuivie sur cette membrane, sur la composition du bol alimentaire, sur l'appareil digestif. La description de cet appareil m'a nécessairement conduit à parler de la fonction dont il était chargé, des différentes périodes de cette fonction, et des organes parenchymateux qui y sont annexés, et dont les affections morbides se présentent aussi souvent à l'usage des eaux thermales.

Après avoir parlé de l'action de cet agent thérapeutique sur les solides, j'ai dit quelque chose sur les changemens qu'il fait éprouver à l'état, soit physique, soit chimique, des humeurs en général, et aux modifications qu'il apporte au sang, à la bile, et à l'urine en particulier. Je ne pense pas néanmoins que l'altération de ces mêmes humeurs constitue l'essence primitive des maladies; mais je crois que les humeurs altérées ont une influence manifeste sur la vitalité des organes. La description de l'appareil urinaire, de sa fonction et des changemens que produit cette médication sur son résultat, termine cette lettre.

J'ai parlé, dans la cinquième, des règles à suivre pendant le traitement des eaux minérales, de l'hygiène du buveur, de celle du baigneur, et de l'administration des eaux.

Dans l'article de l'hygiène, j'ai fait ma profession de foi sur le degré d'importance que je pensais devoir donner à cet agent thérapeutique, et aux accessoires dont on l'entoure. J'avoue que ce n'est point sans un sentiment pénible, que j'ai lu les lignes satiriques que des médecins, entourés d'une confiance qu'ils méritent à tous égards, et par leur vaste érudition, et par leur expérience, ont écrites sur l'emploi d'un moyen que, j'ose dire, ils n'ont pas pris la peine d'étudier. Je serai bien de leur avis, quand ils disent qu'on doit démasquer le charlatan qui ne distribue un remède que par but de spéculation ; qui, par de belles paroles, capte la confiance d'un malade, et qui en abuse en lui créant souvent des maux incurables, par l'usage intempestif d'un remède dont il ignore les effets. Mais je dirai aussi que pour prononcer un tel jugement, il faut être bien sûr de ne pas condamner à faux. Pour finir cette digression, j'ai dit qu'en général les eaux minérales n'avaient rien de divin, rien qu'on ne pût analyser; et que dans certaines maladies, leur usage avait fait obtenir de bons résultats; que dans les succès obtenus, il fallait faire la part de l'agent par lui-même, et des accessoires dont on l'entourait.

J'eusse désiré donner une plus grande étendue à cet ouvrage; les circonstances me mettront peut-être à même de remplir les lacunes que j'ai pu laisser. J'ai montré ma bonne envie; je n'ai pas craint de livrer à la critique de mes pairs mes idées sur un agent thérapeutique qui n'a été employé jusqu'à ce jour que par les aveugles conseils de la routine. Si elles sont fausses, qu'on les rectifie. Je mettrai tout amour-propre de côté. Je discuterai les rectifications qu'on me proposera, et si l'avis de mes critiques prévaut, je leur ferai volontiers le sacrifice du mien.

Je demande de la franchise; on doit penser qu'il ne peut y avoir eu qu'une conviction profonde de ce que j'avance qui ait pu me déterminer à mettre au jour des idées que j'ai long-temps nourries, et qui sont le résultat d'une étude particulière et long-temps soutenue.

L'honneur que m'a fait une société savante, de m'admettre au nombre de ses membres, est une récompense en même temps qu'un encouragement pour continuer le travail que j'ai entrepris, et dont je livre les premiers fruits à mes confrères, qui, j'espère, auront de l'indulgence pour pour un des leurs, qui ne demande qu'à s'instruire, et à contribuer de tout son pouvoir au soulagement de ses semblables.

TABLE
DES MATIÈRES.

Pages.

FIN DE LA TABLE.

LETTRES

TOPOGRAPHIQUES ET MÉDICALES

SUR VICHY,

SES EAUX MINÉRALES

ET

LEUR ACTION THÉRAPEUTIQUE SUR NOS ORGANES.

PREMIÈRE LETTRE.

TOPOGRAPHIE. COUVENS ET ÉGLISES.

CHAPITRE PREMIER.

VICHY. TOPOGRAPHIE.

VICHY (1), petite ville du département de l'Allier, située à 86 lieues S. E. de Paris, 16 lieues de Moulins, 15 l. N. E. de Clermont, 38 N. O. de Lyon, une S. O. de Cusset, est bâtie sur la

(1) Vichy. On a fait dériver ce nom d'une racine celtique Wych, qui signifie force, vertu; et de I, qui veut dire eau : mot qui aurait rapport à la vertu des eaux.

D'autres l'on fait venir de *Vicus calidus*, bourg chaud ; des deux mots on a fait Vichy.

rive droite de la rivière d'Allier qui en baigne les murs. Elle a une population de onze cents âmes ; elle garnit le milieu d'un beau bassin borné à l'est et au nord par des coteaux riches en végétation, tous plantés en vignes; tandis que le côté sud et ouest produit des céréales, et est garni de bois taillis, séparant de la riche Limagne ce bassin qui a une lieue de largeur, et dont la longueur suit le cours de l'Allier.

Le pays différencie en cela des autres lieux où sourdent des sources thermales, qui sont le plus ordinairement situées dans les gorges des montagnes, dont l'abord est extrêmement difficile. Si le malade n'y venait pas pour trouver un remède à ses maux, par l'action des eaux minérales, il y serait attiré par la pureté de l'air qu'on y respire, par la beauté du site, et par le charme qu'offrent ses promenades ombragées le long des ruisseaux qui alimentent les moulins et les différentes usines qu'on y a établies depuis peu de temps; on dirait que tout y a été créé pour aider l'action des eaux salutaires que l'on vient chercher d'aussi loin.

A l'extrémité sud-est de la ville, on voit poindre une masse de rochers qui servent de fondemens à plusieurs maisons qui bordent la rivière, et anciennement à la communauté des Célestins, dont la grange existe encore. L'isolement et l'élévation de ces rochers au milieu du bassin, est assez singulier. A la base de la portion la plus élevée de ce roc, existe une source d'eau minérale qu'on a encaissée, et dont on fait un grand usage en boisson. C'est la fontaine des Célestins. On voit sourdre dans son voisinage beaucoup d'autres petites sources qui se perdent à travers les sables de la rivière.

Nous ne possédons que des documens très-vagues sur l'ancienneté de la ville. Certaines dénominations qui subsistent encore, des ruines d'habitations que l'on trouve en cultivant la terre, prouvent l'existence d'une cité très-populeuse, et dans laquelle il y aurait eu plusieurs sectes religieuses.

La route de Vichy à Cusset aurait, à ce qu'il paraît, traversé l'ancienne ville. Ce qui le ferait croire, c'est que de nombreuses fouilles ont été faites par les cultivateurs, et que, dans cet espace, ils ont trouvé une quantité considérable de fondemens de maisons, des puits très-rapprochés les uns des autres, des débris d'antiquité, des urnes, de la vaisselle en terre conservée intacte, beaucoup de médailles ou monnaies à l'effigie des empereurs romains, un encaissement d'une ancienne voie romaine, enfin tout ce qui peut indiquer qu'autrefois ce lieu a été habité.

D'après les dénominations existantes, l'ancienne ville devait être divisée en plusieurs quartiers: un, le quartier des Juifs, il en reste encore un hameau qui porte ce nom; un autre, le Moustier, où se trouvent actuellement les bains; un troisième, la ville, qui a été entièrement rasée, et un quatrième, appelé le Château-Franc, où se trouve la ville actuelle. Il paraîtrait que dans les guerres qui ont amené la destruction de l'ancien Vichy, les habitans se retirèrent sous la protection du château; qu'ils élevèrent dans les cours et jardins de ce château, des baraques en bois; qu'ensuite ces baraques furent converties en maisons en pierres, et qu'enfin on perça cette agglomération de maisons de différentes rues, pour former une ville et faciliter la circulation. Comme il est notoire que ce fut Louis duc de Bourbon, fondateur des Célestins, qui fit paver les rues et entourer de murs la ville actuelle, ce doit être long-temps avant le XVe siècle que l'ancienne ville fut dévastée et rasée. Dans les vestiges d'édification que l'on retrouve aujourd'hui, on rencontre des débris de différens ouvrages, ornés de l'architecture du XIIe siècle, surtout sur les poteries.

Dans des temps bien reculés il paraîtrait que le pays était recouvert d'immenses forêts à travers lesquelles, dans ses débordemens, l'Allier se faisait jour, et enfouissait des piles d'arbres énormes. Le balisage (1) et différens propriétaires

---

(1) On appelle balisage, l'opération qui consiste à nettoyer et à rendre navigable le lit de la rivière, ainsi qu'à enlever tous les obstacles qui pourraient nuire à la navigation. Ce nettoiement est adjugé au rabais, au chef-lieu du département, et contrôlé par un employé au bureau de la navigation, qui suit toujours le bateau baliseur.

riverains en ont arraché, soit essence de chêne, soit essence d'ormeau, qui avaient au moins seize mêtres de long sur cinq de circonférence. On voit encore aujourd'hui sur le chantier de la rive gauche, un tronc d'orme arraché par le balisage, ayant au moins quatre pieds de diamètre.

Il est à présumer que les Romains ont passé à Vichy, et y ont placé une de leurs haltes. Les traces de voies romaines que l'on a retrouvées sur les deux rives dé l'Allier, celle d'un ancien pont, dit le Pont-de-César, les vestiges d'anciens bains que l'on a découverts en fondant les nouveaux, les médailles romaines, les aquéducs, les eaux thermales dont ce peuple de conquérans faisait un fréquent usage, tout, enfin, tend à le prouver. Quiconque a lu les Commentaires de ce grand capitaine, ceux qui savent combien il désirait le bien-être de ses soldats, et leur repos après les grandes fatigues que son vaste génie leur faisait éprouver, pour arriver aux conquêtes qu'il méditait, tous ceux-là, dis-je, savent que les lieux renfermant des sources thermales ont servi de campement et d'établissement aux soldats romains. Dans tous on retrouve les traces de leur génie. C'est dans ces lieux qu'on les envoyait se reposer de leur fatigue, et reprendre cette énergie, cette activité et cette force qui leur a fait faire la conquête du monde. C'est pendant cette absence de combats qu'ils ont élevé ces monumens gigantesques où leur génie brille à chaque pas, et qu'ils ont exécuté ces grandes choses qui devaient éterniser leur nom.

Le temps a passé le niveau sur toutes ces antiquités de mon pays. Je ne puis retrouver quelques traces d'ancienneté que vers les premières années du xve siècle, époque où les discordes civiles ou religieuses en firent le théâtre de leurs sanglans combats. Comme lieu de passage, ayant un pont sur l'Allier, ce point a été principalement disputé, parce qu'il intéressait également les deux armées ennemies placées sur chaque rive de la rivière. Le manuscrit qui m'a fourni des détails sur la fontaine placée sur la principale place de Vichy, sur les remparts dont la ville était entourée, et sur la création du couvent des religieux Célestins, est de la date la plus ancienne de toutes les pièces justificatives dont j'ai pu m'entourer. Cette date est de 1402.

Voici le résumé de ce que contient ce manuscrit, relativement à la fontaine de la ville.

Lors de la fondation du couvent des Célestins, par le duc Louis de Bourbon, duc de Bourbonnais, ce prince avait fait conduire, pour l'usage de ce monastère, de l'eau d'une fontaine qui provient d'un petit monticule situé près de la ville de Vichy; c'est la fontaine d'eau douce, située sur une des principales places de la ville, et à laquelle une partie de ses habitans vient chercher de l'eau. Cette conduite d'eau remonte en l'an 1402 ou 1403, ainsi qu'il résulte d'un procès verbal en date du 7 avril 1445, ci-après transcrit (A).

Il paraîtrait, par ce procès verbal de prise de possession, que l'eau de la fontaine qui existe au milieu de la ville, aurait été amenée aux frais de Louis duc de Bourbonnais pour le service du monastère des Célestins; que par les grandes poursuites et prières d'un nommé Gasville, le duc aurait octroyé aux habitans de Vichy, des lettres portant permission de prendre un filet d'eau, pour la conduire au milieu de la ville, devant la maison dudit Gasville; que la mort du duc Louis étant arrivée, les successeurs ont négligé de payer les frais exigés pour la fin de ces ouvrages de conduite; que voyant cette négligence, les habitans de la ville se seraient emparés de toute l'eau, au détriment du couvent, et que ce procès verbal n'a été dressé, environ trente-cinq ans après, que pour servir de témoignage dans les poursuites que les religieux voulaient entreprendre, pour ressaisir le cours d'eau qui leur était primitivement destiné; il paraîtrait aussi que leurs poursuites n'ont pas été infructueuses, car à l'époque de leur suppression, en 1774, il existait dans leur enclos un très-beau jet d'eau, et que dans le regard qui existe vers la petite promenade de la ville, on voit le commencement de la conduite par tuyaux en terre, qui se prolongent jusque vers la porte d'entrée du clos du monastère détruit. Il est aussi à présumer que la partie de l'eau qui se rendait aux Célestins a été prise pour fournir l'eau douce nécessaire au bâtiment thermal et à l'hospice, lors de la construction de ces édifices.

La fontaine à laquelle vient aboutir le cours d'eau dont je viens de parler, est située, comme je l'ai déjà dit, sur une des principales places de la ville. Elle est formée d'un bassin octogone, au milieu duquel s'élève une pyramide triangulaire, sur une des faces de laquelle on voit le millésime 1583; ce qui annoncerait qu'elle a été édifiée cette année-là ; cependant le procès verbal dont il a été question plus haut, fait remonter la première construction à une époque antérieure de plus d'un siècle. Il paraîtrait qu'elle a été reconstruite en l'année que marque le millésime, « lorsque, ainsi que le dit une vieille » chronique d'après M^r. Coiffier-Desmorets, les » habitans de Cusset eurent détourné l'eau qu'on » faisait venir de plus d'un quart de lieue; de » manière qu'une très-belle fontaine, que les » habitans de Vichy avaient fait construire au » milieu de leur ville, se trouva un jour à sec, » à leur grand étonnement et chagrin. »

Anciens ponts.

Les traces de deux ponts existent encore sur la rivière d'Allier à Vichy. Le plus ancien a été construit en pierre ; on voit encore la naissance de la première arcade sur laquelle la porte dite porte de César a été édifiée. Je n'ai pu retrouver aucun indice sur l'existence de ce pont. Le second a été construit en bois, et se divisait en deux parties, l'une appelée le Grand-Pont, l'autre Petit-Pont. Je suis porté à croire que le premier a été construit par les Romains lors du siége de Gergovia; le second l'aurait été long-temps après la destruction du premier. L'existence du pont en bois m'est confirmée à trois époques différentes; la première est de 1410: c'est le privilége accordé par le duc Louis de Bourbon, qui exemptait du droit de péage tous les habitans des communes voisines qui viendraient moudre leur grain au moulin établi sur le *Chisson* (aujourd'hui Sichon), dont il avait enrichi le monastère qu'il avait fait construire pour les religieux Célestins.

La seconde est de 1568. L'historien Mezerai dit: « Quelques jours avant la fameuse bataille » de Cognac, Dacier s'estant excusé de mener » les troupes au prince de Condé, sur ce qu'il » n'estoit pas à propos de laisser le Languedoc » dénué de forces, les vicomtes Monnans et » Raffin y acheminèrent les leurs, qui estoient » de six mille hommes; Poncenac eut ordre » d'aller devant comme sachant mieux les adres- » ses, et de se saisir du pont de Vichy sur la » rivière d'Allier, où estant passé le cinquième » janvier, elles découvrirent les catholiques qui

» s'estoient saisis de la plaine au-dessous, à côté » du bois de Randan, proche du village de » Cognac, dont les chefs estoient Saintléran, » gouverneur d'Auvergne, Gordesurfé, Nectaire » de Senneterre, évesque du Puy, Hautefeuille » et Brézieux. Le combat fut sanglant. Le dom- » mage fut plus grand pour les deux armées » après la bataille que devant. »

Le même historien dit, « qu'en 1590, au mois » d'aoust, le grand-prieur de France, qui pré- » tendoit la comté d'Auvergne, et en avoit pris » le titre, en vertu d'une donation testamen- » taire de la reine Catherine, y alla pour en » prendre possession, et assiégea Vichy qui est » un passage sur la rivière d'Allier; mais sitôt » qu'il eut appris que le marquis de St-Sorlin, » frère du duc de Nemours, venait au secours, il » se retira, et quelque temps après ils firent » une trève pour quatre mois. »

Enfin, la troisième est celle sur laquelle j'ai pu me procurer le plus de renseignemens. J'ai trouvé dans les minutes du notaire de notre ville, qui a eu la complaisance de me les laisser parcourir, un bail à ferme du droit de péage établi sur le pont de Vichy, en date du 27 novembre 1651. J'eusse bien voulu le transcrire, mais comme il y avait beaucoup de choses qu'il importait peu aux étrangers de savoir, je n'ai extrait que ce qui m'a paru le plus propre à caractériser l'esprit religieux de ces temps-là, et ce qui peut faire voir et connaître lá construction du pont. Il paraîtrait qu'il y avait deux bras de rivière, et sur chaque bras un pont, distingué en grand et petit pont. Les pilotis que l'on trouve aujourd'hui dans le lit actuel de la rivière, font penser que s'il n'y en eût eu qu'un seul, il aurait eu une longueur démesurée. On les retrouve, et le balisage les arrache à une distance d'au moins trois cents mètres de la porte qui servait de débouché aux ponts.

D'après cet acte, les trésoriers de France retiraient ce qui restait du produit de la ferme. C'était au nom du châtelain que le bail était fait. Ce qu'il y a d'étonnant, c'est que les habitans de la ville de Cusset étaient privilégiés, et payaient moins que ceux de Vichy et autres lieux (1).

Les prêtres communalistes, dont je parlerai dans l'histoire des couvens et églises, ne s'étaient point oubliés. Dans les taxes imposées aux fermiers, ils recevaient la somme de dix livres comme fondation de deux grand'messes, les mardis et vendredis, et un *obiit*, en l'église du

(1) TARIF.

	Vichy.	Cusset.
Hommes de pied.	6 deniers,	4 deniers.
Char ou charrette	24	16.
Bœuf ou vache.	8	6.
Chargée.	16	12.
Brebis, moutons, porc. .	4	4.

Moustier, voire même les vigiles du soir du premier lundi de la Saint-André: tous les ecclésiastiques devaient y assister en grande tenue.

Le consul ou receveur devait prendre dix setiers de blé, pour distribuer aux pauvres nécessiteux, le même jour de Saint-André.

Les fermiers devaient en outre entretenir en bon état les bois qui supportent les grosses cloches de la grosse tour de la paroisse de Vichy.

Les garnitures du pont, chevêtres, solives, etc., devaient aussi être toujours en bon état, ainsi que la planche sur laquelle on passait le *Chisson*. Ils devaient en outre entretenir aussi en bon état les ponts-levis placés sur la porte de la ville, vis-à-vis le regard de la fontaine. Cet entretien du pont dénoterait l'existence d'anciens fossés sur lesquels on aurait placé des ponts-levis aux principales portes.

C'est dans l'espace de 1651 à 1720 que le pont a été détruit; car, à cette dernière époque, il existe un bail à ferme du bac de Vichy, nécessaire au passage de l'Allier. Dans ce bail il est dit que les dix setiers de froment donnés aux consuls pour être distribués aux pauvres, seront déposés dorénavant à l'administration de l'hospice tout nouvellement créé.

Anciens remparts.

C'est encore à Louis duc de Bourbonnais que

l'on doit le pavage des rues et les remparts dont la ville était entourée. On avait élevé en différens endroits des tours que l'on avait crénelées; elles étaient au nombre de sept, y compris celle placée près de la chapelle du château, qui servait de vigie. C'était de là que s'observait la marche des ennemis et leur point d'attaque; elle sert maintenant de clocher, et dans son intérieur on a placé l'horloge. Deux de ces tours ont été entièrement détruites; une d'elles l'a été tout récemment, et était placée et adossée à la première maison de gauche en allant de la fontaine de l'hôpital au pont suspendu qui existe actuellement. La seconde existait à l'ouverture de la première rue qui donne sur la rivière d'Allier, à droite en descendant de la fontaine des Célestins, allant aussi au pont suspendu; elle faisait le pendant d'une troisième, dans laquelle on a pratiqué un colombier. De la quatrième il ne reste debout que quelques pieds de mur dont on a fait une établerie.

Les deux seules qui annoncent leur existence sont placées à la porte de ville de l'hôpital, appelée *porte de France*. Le temps et les hommes les ont respectées. Ce ne sont que des ruines, mais des ruines solides. Quant aux murs de ville, ce n'est que çà et là qu'on en rencontre encore quelques vestiges; ils ont presque tous servi de fondemens et en même temps de murs aux habitations qui ont été construites sur les bords des fossés; on les reconnaît à leur épaisseur et à leur dureté, lorsqu'on veut en démolir quelques parties. Il en reste cependant une portion qui peut faire juger de leur élévation; on la voit en allant des bains à la fontaine des Célestins à droite; elle sert de clôture à un jardin.

Les fossés ont tous été comblés, et sont maintenant cultivés. Du côté de la rivière ils n'existaient pas; car, et ce n'est pas très-ancien, son lit était sous les murs que les vagues venaient heurter.

Châtellenie.

Il est fait mention dans l'énumeration des châtellenies, au XIIe siècle, de celle dont Vichy était le siége. Elle était châtellenie royale, c'est-à-dire, que la justice s'y rendait au nom du roi, tandis que dans les petites châtellenies elle se rendait au nom du seigneur châtelain. A cette châtellenie royale était attaché un lieutenant-général; il avait dans son ressort, la police, le civil et le criminel, et réunissait les attributions qu'ont aujourd'hui nos tribunaux de première instance, d'appel, et les assises. Il y avait aussi un procureur du roi, un greffier en chef, huit défenseurs ou procureurs (1). Ces derniers exer-

(1) Cette charge était la même que celle de nos avoués d'aujourd'hui.

çaient, dans les trois juridictions, la châtellenie, la gabelle et les traites.

Grenier à sel.

Vichy possédait aussi un grenier à sel et les traites.

Le grenier à sel était un dépôt de cette substance, que les habitans de l'étendue du ressort de cette administration étaient obligés de venir prendre à ce dépôt. Chaque famille était taxée à tant de livres de sel. Il y avait un rôle; le collecteur était obligé de percevoir les redevances de chaque citoyen, relatives à la taxe de chacun d'eux. Il y avait des communes très-éloignées, qui étaient obligées d'y venir. Cet impôt se nommait la gabelle; il était perçu dans toutes les provinces qui ne s'en étaient point affranchies.

La différence du prix du sel était énorme dans les petites gabelles ou dans les grandes gabelles: les premières étaient établies dans les provinces franches, où on ne payait le sel que dix centimes et demi; tandis que, dans les grandes gabelles, le prix de cette substance était porté à soixante-deux centimes et demi.

Chaque famille de Vichy était taxée à trois pintes (1) de sel; les enfans de dix ans et au-

---

(1) La pinte équivalait à une livre et demie, ce qui faisait quatre livres et demie. Comme cette quantité ne suffisait pas, on se pourvoyait par contrebande.

dessus comptaient pour une personne. Vichy tirait son sel de Nantes, en remontant la Loire et l'Allier. Il fallait six mois pour faire ce trajet. Quatre-vingt-trois paroisses étaient obligées de venir s'y pourvoir. On ne pouvait s'en exempter que par un rescrit royal : les couvens des Célestins et des Capucins jouissaient de ces priviléges.

Pour percevoir cet impôt, il y avait une administration spéciale, composée d'un président, d'un conseiller, d'un receveur, d'un procureur du roi, d'un greffier, et d'un regrattier : l'emploi de ce dernier était de veiller aux poids et aux mesures de l'administration.

Tous les employés jouissaient du privilége de payer le sel le prix du marchand ; c'est-à-dire, comme dans les petites gabelles.

A cette administration étaient attachés plusieurs gardes de la gabelle, pour empêcher la contrebande : ces derniers portaient le nom de gabeloux.

L'emploi de gabeloux ne faisait point déroger à aucun titre de naissance que pouvait avoir l'employé ; tandis que le commis aux aides dérogeait.

Les gabeloux avaient souvent des rixes avec les contrebandiers ; mais aucun ne leur inspirait une aussi grande crainte que le fameux Mandrin, dont nous avons eu plusieurs fois la visite dans notre ville. Ce chef de bande rançonnait toutes les administrations fiscales ; et, comme nous en avions deux, il nous visitait quelquefois. Pour éviter toute surprise de la part de ce fameux contrebandier, on avait fait mettre des portes à la ville, et des guérites pour placer des factionnaires. Cela ne l'a pas empêché de mettre l'administration à contribution ; il fallait lui donner ce qu'il demandait, quand on n'était pas le plus fort ; il s'en retournait sans faire le moindre mal aux personnes étrangères à l'administration. Mais il avait juré guerre à mort à tous les malheureux employés qui tombaient sous sa main ; et il les connaissait tous, par le moyen des affidés qu'il entretenait dans les lieux où il lui était avantageux de faire la contrebande, et où il pouvait lever des contributions.

Ce n'est que la révolution de 89 qui nous a enlevé cet onéreux impôt.

Administration des traites.

Il y avait aussi un bureau de traites. On appelait traites, les droits que l'on percevait sur toutes les marchandises qui descendaient sur la rivière d'Allier.

Deux espèces de traites existaient sur cette rivière, les petites et les grandes. Dans les bureaux de petites traites, le contrôle ou permis de passer outre, n'était que provisoire, au lieu que dans les grandes traites, on avait un permis jusqu'à destination, sans qu'aucun autre bureau eût le droit de vous visiter, ni contrôler votre marchandise. Vichy possédait un bureau de grandes traites.

Dès que l'administration avait envoyé sa patache (1) et ses employés visiter votre bateau, pour connaître l'espèce de marchandises, et la quantité d'eau qu'il tirait, on vous donnait un permis de naviguer jusqu'à destination, sans être soumis au contrôle, ni à la visite d'aucun autre bureau.

Cette administration était composée d'un président, d'un procureur du roi, d'un greffier, et de plusieurs employés.

La réunion de toutes ces administrations devait, avant leur suppression, rendre Vichy très-agréable pour la société.

La révolution de 89 en a privé notre ville.

Pendant plusieurs années, elle a été le siége d'une justice de paix; mais, dans le remaniement général de cette juridiction, le siége a été transporté au chef-lieu de canton. Elle est réduite maintenant à son établissement thermal, qui, depuis plusieurs années, a pris un développement si considérable, qu'il est un des plus beaux et des plus fréquentés de la France.

---

(1) On appelait patache, le bateau qui servait aux employés pour joindre les bateaux qui descendaient, pour les obliger de s'arrêter pour la vérification.

CHAPITRE II.

COUVENS ET ÉGLISES.

VICHY renfermait autrefois plusieurs églises, deux couvens; à chaque couvent était adjointe une chapelle.

Eglises.

L'église actuelle était la chapelle de l'ancien château; elle était renfermée dans son enceinte; elle a été restaurée, car elle avait éprouvé une partie des dégradations qu'avait subies l'habitation des anciens seigneurs, dont il ne reste que quelques pans de murailles qui ont servi de fondement et de mur aux maisons qui se sont construites sur ces ruines.

L'église occupe la partie la plus élevée de la ville; elle avoisine, du côté de l'autel, une tour qui servait autrefois de vigie, et qui contient maintenant l'horloge. Cet édifice n'est devenu église paroissiale que depuis la destruction de celle du Moustier, qui était autrefois placée au centre de l'ancienne ville.

Moustier.

L'église du Moustier, aujourd'hui entièrement détruite, était placée en partie dans le cimetière actuel qui en entourait une portion, et en partie dans une terre voisine. Comme dans les anciennes églises, son pavé était enfoncé de quatre à cinq pieds plus bas que le sol, de manière qu'il fallait plusieurs degrés pour y descendre : extrêmement malsaine par sa profondeur, isolée depuis la destruction des anciennes villes, elle a été démolie dans le siècle dernier; une partie des matériaux a été employée à construire l'hospice actuel. Il existait encore en 89 quelques pans de murs, mais ils ont été renversés, de manière qu'il n'en reste plus de vestiges.

Cette église était desservie par des prêtres communalistes de l'abbaye de Cusset. Ce sont ces mêmes prêtres que l'on retrouve dans toutes les donations qui ont eu lieu dans ces temps-là par des âmes pieuses, et qui avaient soin de tirer une portion des revenus, soit dans la ferme de l'ancien pont, soit dans celle des dîmes que l'on prélevait pour leur compte.

La révolution de 89 a restreint le nombre des églises et des chapelles à deux seulement; celle du château, qui forme actuellement église paroissiale, et celle de l'hospice. La première est desservie par un prêtre, avec titre de curé de canton; la chapelle de l'hospice est desservie par le vicaire faisant l'office d'aumônier. Madame de Roovère a pourvu à son traitement par une gratification de 12,000 fr. faite à l'hospice, et dont le revenu est applicable à ce seul objet.

Chapelle de l'hospice.

Cette chapelle est ordinairement le lieu de prière des étrangers qui viennent à Vichy. Sa proximité des bains, sa position à l'extrémité du jardin et près de la fontaine de l'hôpital, lui font accorder cette préférence. Le buveur peut aller prier sans se déranger de son chemin, et en buvant les eaux.

Les offices se disent ordinairement de grand matin ; ce qui facilite davantage les buveurs.

On a construit devant la principale porte d'entrée un péristyle fermé par trois travées garnies de portes en fer, et séparées entre elles par des colonnes. La porte du milieu, seule mobile, s'ouvre à l'heure des offices. Une seconde porte d'entrée de la chapelle se trouve dans la cour même de l'hospice.

Couvent des Célestins.

Il a existé à Vichy deux couvens d'hommes. Le plus considérable était de l'ordre religieux de saint Célestin ; on en aperçoit les ruines au-dessus de la fontaine d'eau minérale qui en porte le nom.

Les constructions de l'église de ce monastère, fondé en 1410 par le duc Louis de Bourbon, suivant lettres patentes (B) du mois d'avril, après Pâques, lesquelles ont été approuvées et ratifiées (c), le 12 janvier 1411, par Anne de France, veuve du duc, ont été commencées sur la fin de 1402.

Tout près de ladite église, ce prince voulut bâtir *un bel et bon hôtel pour sa demeurance;* mais il est à présumer que, voyant sa fin approcher (il est mort le 19 août 1410, presque septuagénaire), il changea la destination de cet hôtel, et il voulut que cette maison devînt un couvent, où il résolut de venir finir ses jours. Cette résolution fut la suite de la fatigue morale qu'il éprouvait, en voyant les dissensions qui désolaient son pays. Son fils Jean, comte de Clermont, venait, sans son autorisation, de l'engager dans la coalition avec les enfans du malheureux duc d'Orléans, qui ne cherchaient qu'une occasion de venger la mort de leur père, assassiné en sortant de chez la reine, par les ordres du duc de Bourgogne (1). Cette coalition se formait des comtes d'Alençon, de Richemont, d'Armagnac, du connétable d'Albret, et du duc de Berry. Le duc Louis céda aux pressantes sollicitations des princes coalisés, qui s'étaient liés entre eux par un traité signé à Gien, le 15 avril 1410, et remit après l'issue de cette guerre son projet de retraite dans le

(1) « Lorsque le duc d'Orléans fut tué, il revenait de chez la reine, » monté sur une mule, ayant à côté de lui plusieurs pages qui portaient » des flambeaux, et deux écuyers montés sur le même cheval, chose » qui paraîtrait bien singulière aujourd'hui dans l'escorte d'un grand » prince ». (*Hist. du Bourb.*, par M. de Coiffier-Desmorets.)

monastère qu'il venait de fonder. Au moment de prendre part à la guerre civile, pour le commencement de laquelle il s'était rendu à Montluçon, la mort vint le frapper. Il ordonna, avant de mourir, que son corps fût porté à Souvigny, pour y être enterré dans la chapelle qu'il avait fait bâtir. On croit cependant que son cœur fut porté au couvent des Célestins de Vichy, dont il était le fondateur et le bienfaiteur.

Sa mort laissa le parti d'Orléans sans chef. Le comte d'Armagnac se mit à la tête de la coalition, et entreprit cette guerre qui précéda de quelques années la guerre dite du BIEN PUBLIC, dans laquelle Jean Ier, duc de Bourbonnais, fils du fondateur de ce couvent, joua un rôle assez important, et fut fait prisonnier, quelques temps après, à la fameuse bataille d'Azincourt. Il mourut en captivité, en Angleterre, en 1433; il enrichit le couvent des Célestins de Vichy par l'abandon qu'il lui fit des dîmes d'une commune voisine. Son fils et successeur, Charles Ier, duc de Bourbonnais, comte de Clermont, confirma cette fondation par lettres patentes du 5 mars 1430; il augmenta, en 1445, la dotation du couvent par le don de la terre de la Coudre, et plusieurs cens et redevances; il mourut à Moulins le 4 décembre 1456.

Dans les faveurs royales, ce monastère ne fut jamais oublié; les religieux obtinrent de nombreux privilèges.

Le roi Charles VI les exempta de payer aucun impôt sur les vins, et leur fit une donation par laquelle ils pouvaient prendre au prix du marchand, sans aucune gabelle, trois setiers de sel au plus prochain grenier.

En 1438 survint une déclaration royale, confirmant les priviléges accordés par Charles VI.

Le 5 octobre 1465, il y eut un arrêt portant que lesdits religieux sont exempts de toutes sortes d'impositions touchant les aides. Il paraîtrait néanmoins que la donation de trois setiers de sel éprouva quelque difficulté de la part des trésoriers de Moulins et des officiers du grenier à sel de Vichy; car les religieux dressèrent une requête en date du 2 mars 1479, par laquelle ils supplient monseigneur le duc de Bourbonnais de vouloir ordonner aux officiers dudit grenier à sel de leur délivrer les trois setiers qui leur avaient été donnés par Charles VI. La faveur royale se fit un peu attendre sur cet objet. Ce ne fut que le 19 février 1517, que François Ier fit une déclaration par laquelle il confirmait la donation faite par Charles VI.

Ce même François Ier les exempta de recevoir aucun soldat ou autre personne pour demeurer dans leur couvent. Henri IV confirma, le 6 octobre 1594, toutes les donations et priviléges que ces religieux avaient obtenus de ses prédécesseurs; et Louis XIV étendit même quelques-uns de ces priviléges à leur propriété. Ce fut ce roi qui, à l'exemple du duc Louis, pour favoriser le moulin que le couvent possédait sur le ruisseau du Chisson, renouvela l'exemption de la taxe que l'on payait sur le pont existant alors sur la rivière d'Allier, toutes les personnes habitant l'autre rive de la rivière qui viendraient moudre à ce moulin. Ce monastère était aussi un refuge dans lequel aucun homme d'armes ni justicier ne pouvait pénétrer pour s'emparer soit d'un criminel, ou autres gens repris de justice : dès qu'il avait touché le seuil de la porte, sa personne devenait inviolable.

Depuis sa fondation, en 1410, jusqu'à sa suppression arrivée en 1774, pendant cet espace de 365 ans, ce couvent a été souvent la victime des guerres de religion, dont ce pays a été le théâtre; sa position élevée et dominant le pont devait en rendre la possession importante pour ceux qui voulaient tenter le passage. En 1568, à l'époque de la fameuse bataille de Cognac, il a été brûlé et saccagé par les vicomtes de Monnans, Bourniquet, Arpajon, Monclar et Raffin, qui commandaient les troupes de la religion prétendue réformée.

En 1576, huit ans après, le prince de Condé et le duc Casimir achevèrent de désoler ledit monastère ; la désolation fut si extrême, que le roi Henri III ayant envoyé des commissaires dans la province pour faire leur rapport sur l'état des lieux que les huguenots avaient brûlés, les commissaires rapportèrent que ledit monastère des Célestins de Vichy avait été entièrement détruit, et de telle sorte qu'il ne restait en ce lieu que quelques murailles et des ruines pitoyables de ce célèbre monument de la piété des ducs de Bourbon. Le lieutenant-général de Moulins, celui d'Aigueperse, celui de Cusset, et le bailli de Billy, avec leurs greffiers, se joignirent aux commissaires de la cour, dressèrent un procès verbal qui fut déposé entre les mains de M. Cordier, fameux avocat au parlement, demeurant à Moulins (D).

Enfin, après que l'on eut fait quelques efforts pour réparer les ruines de ce monastère, l'an 1590, le capitaine Beauregard, sous l'autorité du sieur de Chazeron, gouverneur de la province du Bourbonnais, se jeta dans ledit couvent qui était assiégé par le comte d'Auvergne, et il y soutint le siége l'espace de trois semaines, pendant lequel temps le canon des assiégeans perça et abattit entièrement la muraille du sanctuaire de leur église, et les troupes de Beauregard y exercèrent tous les désordres que permet la fureur des guerres civiles.

D'après le rapport que lui firent ses envoyés et les autorités des lieux circonvoisins, le roi Henri III fit relever le monastère de ses ruines. Depuis cette époque jusqu'à celle de sa suppression, il reçut de nouvelles dotations en argent, grains et dîmes sur les communes circonvoisines. Tous ces dons réunis, tout ce qu'ils purent obtenir des âmes pieuses, rendirent à la fin ce couvent fort riche. Ces religieux devinrent possesseurs de beaucoup d'immeubles situés sur les deux rives de l'Allier; aussi leur habitation s'embellit, et renferma tout ce qui peut rendre la vie monastique agréable.

Pierre de Bourbon, descendant des ducs de Bourbonnais, et premier comte de Busset, y établit plusieurs messes de fondation. Il exigea que le Jeudi-Saint on y célébrât la cérémonie de la Cène.

On prenait parmi les habitans de Vichy, treize apôtres auxquels on lavait les pieds, et que l'on nourrissait très-bien ce jour-là. Dans le nombre de ces treize apôtres, le sort désignait ordinairement Judas; celui-là n'était pas le plus heureux; on le poursuivait à coups de pierres une partie de la journée, de manière que si pour les douze apôtres c'était un jour de réjouissance et de bonne chère, pour le pauvre Judas c'était un jour de souffrances et de mortifications. Il faut convenir cependant que les souffrances ne s'étendaient pas au delà de la cérémonie: aux repas il avait la même part et la même place que ses heureux compagnons, et, à part son rôle, il était traité comme camarade.

Les religieux établirent aussi un droit pour jouir de la faveur de l'inhumation dans leur église; beaucoup de familles nobles et riches voulurent y avoir leur tombeau, et cet honneur se payait extrêmement cher. La cérémonie se faisait avec une certaine pompe ecclésiastique qui, flattant l'amour-propre des chrétiens riches et vaniteux, donnèrent assez de vogue à cette espèce de privilége.

Tout en cherchant à augmenter leur fortune et leurs propriétés du dehors, les religieux ne négligèrent point l'intérieur de leur habitation. Leur enclos fut entouré de murs; des allées plantées en divers sens pour servir de promenade; des grottes naturelles, des terrasses, des jardins particuliers à chaque religieux, des pavillons, une bonne bibliothèque; de nombreux visiteurs, surtout pendant la saison des eaux, occupaient leurs momens qui n'étaient point consacrés à la prière. Tant d'agrémens, tant de jouissances ne devaient pas toujours durer; une ordonnance de Louis XV, en 1774, vint jeter le trouble dans cette Thébaïde, et rejeter dans la société qu'ils avaient quittée, des hommes qui s'étaient voués à la vie religieuse; cette ordonnance portait l'ordre de leur suppression. L'histoire rapporte que le dernier prieur du couvent, celui qui se trouvait dans cet emploi lors de cette fatale ordonnance, était un ancien militaire qui, dans un moment de jalousie, avait tué son capitaine; pressentant le sort qui l'attendait pour le crime qu'il avait commis, poursuivi par la justice, il se retira dans ce couvent; les gens du roi l'y suivirent; mais à peine y fut-il entré, que la maréchaussée recula devant l'inviolabilité du monastère.

L'ordre de leur fondation portait qu'il y aurait un prieur et douze religieux ; mais à leur suppression le couvent ne se trouvait desservi que par un prieur et six à sept moines.

L'évêque de Clermont, dont ils relevaient, s'empara de tout ce qui appartenait à la communauté ; la messe fut encore célébrée dans leur chapelle jusqu'en 1789, par les chanoines de l'abbaye de Cusset ; les biens et les cens furent affermés ; Mgr l'évêque, qui touchait le prix des fermes, payait à chaque religieux survivant une pension viagère de 1,800 fr.

Le dernier religieux mourut en 1802 à Vichy.

La révolution de 1789 changea encore l'aspect de cet état de choses. Dans les troubles qui survinrent après cette époque, tout fut bouleversé dans le couvent. La maison et les dépendances furent vendues à un spéculateur qui porta une main dévastatrice sur tout ce que renfermait cet enclos, qui, quelques années auparavant, faisait encore les délices des habitans de la ville qui avaient presqu'exclusivement choisi cet endroit pour but de leur promenade, soit par la tranquillité dont on y jouissait, soit par la beauté de la position qui domine le cours de la rivière d'Allier, et tout le bassin qu'elle arrose.

Maintenant tout ce que renfermait de beau ce couvent a disparu ; le terrain occupé par l'église, le monastère et les constructions d'agrément, a été nivelé et sillonné par la charrue. D'immenses matériaux en sont sortis, et ont servi à la construction des hôtels modernes qui ornent les bains. Il ne reste plus des anciens édifices que deux chambres qui servaient d'habitation au jardinier, attenantes à un bâtiment d'exploitation dans lequel on plaçait les produits des propriétés du couvent et des nombreuses dîmes qu'il prélevait en différens endroits.

Les étrangers y vont encore pour jouir du point de vue que l'on n'a pas pu détruire, qui est et sera toujours un des plus agréables de la ville.

Capucins.

Le second couvent d'hommes appartenait à l'ordre mendiant des Capucins. Il est placé près du bâtiment thermal, et est aujourd'hui une de de ses dépendances, vu l'acquisition qu'en a faite le Gouvernement. On avait eu le projet d'utiliser l'excédant des eaux minérales, en en extrayant la soude qu'elles contenaient. Les bâtimens du couvent devaient être transformés en usine d'extraction. Ce projet a été abandonné. Cette maison n'était pas, à proprement parler, un couvent, mais bien une espèce d'hospice de cet ordre, ou de maison de retraite dans laquelle on envoyait tous les religieux infirmes.

Elle date, ainsi que les autres couvens de Capucins qui existaient dans le pays, de 1614. C'est l'effet salutaire des eaux minérales qui avait engagé le chef de l'ordre à établir près des sources un asile aux infirmités de ses religieux. Il y en a eu jusqu'à la révolution de 89, époque où tous les couvens ont été abolis, et les religieux forcés de rentrer dans la vie séculière.

La chapelle de la maison servait d'oratoire à mesdames Adélaïde et Victoire de France, lors de leur séjour à Vichy, en 1785. Elle était desservie par les religieux, qui avaient une bonne part dans les aumônes que ces princesses faisaient distribuer dans le pays.

Dans l'enclos il existait une grande place plantée d'ormeaux, de tilleuls et de sicomores, et qui servait de promenade aux buveurs d'eau : cette place ou promenade a été détruite lors de la vente de cette maison, après l'expulsion des religieux.

NOTES

DE LA PREMIÈRE LETTRE.

(A) *Procès verbal de la jouissance de la fontaine Cyolant, 7 avril 1445.*

NOUS, Etienne de Bar et Laurent Endrault, conseillers et maîtres des comptes de la chambre de Mgr le duc de Bourbonnais et d'Auvergne, certifions pour vrai à ceux à qui il appartiendra, qu'au temps de feu, de bonne mémoire, Mgr le duc Louis, jadis duc de Bourbonnais, jadis mon seigneur et mon maître, que Dieu absolve, environ l'an 1402, finissant l'an 1403, qu'il commença à faire faire les bâtimens et édifices de l'église, cloître et hôtel de Célestins de Vichy; iceluy feu Mgr le duc, dès le commencement dudit édifice, fit faire et conduire par artifices et par corps de bois, l'eau en grande abondance d'une fontaire qui passe d'une motte ou petite montagne dès au-dessus de la ville de Vichy, jusqu'à la place où l'on faisait, et où à présent sont lesdits édifices; et fit payer les frais nécessaires à la conduite par corps de bois; et fit feu maître Pierre le fontanier l'ouvrage des corps et conduits de ladite fontaine, pour présentement administrer l'eau aux ouvriers et à l'ouvrage desdits édifices, et en intention que, après la façon desdits édifices, les religieux qui servent en ladite église introduits et demeurants, fussent servis de l'eau de ladite fontaine, venant par conduit, et en cet état, fut tenue et maintenue ladite eau de ladite fontaine venant en ladite place et édifice, à grande abondance par conduits et continuellement fort, par ledit feu Mgr le duc Louis, qui faisait avancer lesdits ouvrages à grande force, diligence et grands dépens, jusqu'au jour de son trépassement qui fut environ le 19e jour d'août, l'an 1410, sans que les habitans de Vichy fissent venir par corps ni autrement, aucune chose de l'eau de ladite fontaine en ladite ville de Vichy, jusques environ un an avant la mort de Mgr le duc Louis; lesdits habitans de Vichy, aux grandes poursuites et prières d'un nommé Casville, obtinrent licence et lettres dudit feu Mgr le duc Louis, et lesquelles lettres moy, Etienne de Bar, fis et signai, par lesquelles mondit seigneur le duc Louis leur octroya que de ladite fontaine, ils pussent prendre un petit filet d'eau, pour en faire venir en ladite ville devant la maison dudit Casville, pour le service des habitans d'icelle ville, et le surplus de l'eau de ladite fontaine qui était plus de trois quarts d'icelle, demeura au service de ladite église. Et après la mort dudit feu Mgr le duc Louis, la guerre survint, l'argent du payement des ouvrages cessa en la plus grande partie, tellement que l'on n'y ouvrait guère, et que la chose est venue en grand négligement par faute d'argent de faire lesdits ouvrages, sinon contraire pour eux; et aussi est venu au grand négligement à soutenir ladite fontaine à la faire venir à l'hôtel des religieux, car elle était de grands frais à soutenir, et lesdits habitans ont été forts diligens de soutenir ladite fontaine, et ont pris et usurpé toute l'eau d'icelle, et font difficulté que lesdits religieux prennent leur part de ladite fontaine, qui au droit desdits religieux plus des trois parts, et en ce, ils prennent et ôtent le droit de Mgr le duc qui est fondateur de ladite église et des religieux, et devrait le procureur de Mgr le duc poursuivre, à grande instance, leur droit de ladite fontaine, contre lesdits habitans et contre tous autres qui voudraient mettre débats. Et ces choses nous certifions être vraies et en avoir bonne souvenance et mémoire ; car nous étions consciencieux serviteurs dudit feu Mgr le duc Louis. C'est à sçavoir, moi Etienne de Bar, son secrétaire principal, et moi Laurent Endrault, son trésorier de Bourbonnais, et par son commandement allions souvent voir lesdits ouvrages et église; et je, Laurent, ai baillé souvent de l'argent pour le fait desdits ouvrages, comme trésorier de Bourbonnais, et mêmement ai baillé argent pour l'ouvrage de ladite fontaine, et avoir, ledit feu Mgr le duc Louis, eu commencé de bâtir un bel et bon hôtel pour faire sa demeurance, joignant l'église des Célestins, et y fit laisser les ordres de transformer ladite maison en couvent, désirant venir finir ses jours en ladite maison joignant l'église des Célestins, ainsi que plusieurs fois lui oïmes dire. En témoin de ce, nous aurions mis nos seings manuels aux présentes, le 7e avril 1445, avant Pasques. Signé E. de Bar, L. Endrault. Collation faite audit original, Olivier Branchot.

(B) *Lettres patentes.*

Louys, duc de Bourbonnais, comte de Bevuset, pair et chambrier de France, savoir faisons à tous présents et à venir que nous, considérant les très-grandes grâces et bénéfices que Dieu notre Créateur nous a faits en ce monde, depuis le bénéfice de notre création, par lequel, par son inestimable bonté, il nous a formé sa créature raisonnable et intellective, à son image et semblance, il nous a tant voulu honorer qu'il nous a donné éducation, naissance de la très-haute, très-noble et royale maison de France, et nous a élevé à grand honneur, seigneuries et prérogatives sans nos mérites, donné grande abondance de biens, de seigneuries très-hautes et autre noblesse, avec d'autres biens et honneurs immémorables. J'açoit que d'iceux fussions et soyons indigne; et combien qu'il ne soit pas en notre pouvoir de suffisamment et condignement reconnaître tant de grands biens, néantmoins selon notre fresle possibilité, voulant de ce avoir aucunes reconnaissances envers Dieu nostre Créateur, dont tant de biens nous sont venus, et employer une partie de iceux biens à l'augmentation de son saint service en l'honneur et révérence d'icelui, dans notre Créateur de la benoiste Trinité, Père, Fils et Saint-Esprit, de la glorieuse Vierge Marie, mère de notre doux Sauveur Jésus-Christ, et des benoists patriarches, prophêtes, apôtres, martyrs, confesseurs et autres saints et benoistes saintes de paradis et de toute la cour célestiale, avons ordonné de commencer, de construire et édifier lès nostre ville de Vichy une maison de religieux Célestins, laquelle nous promettons, sous l'obligation de tous nos biens, de faire construire et parfaire en toutes choses, avec le cloistre, dortoir, réfectoire, et autres maisons et édifices à ce appartenant, et la garnir de livres, croix, calices, vestemens d'autel et d'église, et de tous autres meubles nécessaires au nombre desdits religieux, tout à nos propres frais et dépens, en laquelle église nous avons fondé, fondons perpétuellement un couvent et collége de l'ordre desdits Célestins, où il y aura un prieur et douze religieux Célestins, chapelains, avec ses serviteurs en tel cas requis nécesaaires; lesquels sont à toujours tenus de prier Dieu pour nous, et le remède des âmes de nous, et de nostre très-chère et très-aimée compagne la duchesse, de nos enfans, de nostre cher seigneur père, de nostre chère dame et mère que Dieu absolve, et de feue notre chère tante l'empérieure de Constantinople, et de notre cher cousin, le prince de la Morée, son fils, dont nous avons eu beaucoup de biens, et aussi de nos autres seigneurs, ayeuls, parens, prédécesseurs et de tous nos successeurs; seront lesdits religieux tenus de dire, célébrer, chacun jour la grand'-messe du jour avec toutes ses heures canoniaux du jour, matines, laudes, prime, tierce, sexte; à midy, none, vespres, complies et autres prières que lesdits religieux dudit ordre ont accoutumé de dire; et de célébrer aussi messe de mort et vigiles, et autres messes, prières que nous, ou nos exécuteurs après nous, leur ordonneront et institueront de faire; et afin que lesdits religieux et leurs serviteurs aient de quoi vivre et soutenir leur estat au divin service, avons doué, fondé par ces présentes, douons, fondons perpétuellement de *cinq cents livres* de rente annuelle et véritable, lesquelles *cinq cents livres* de rente annuelle nous leur donnons, baillons, délivrons et asseurons à les prendre, avoir et recevoir par iceux, chacun an, perpétuellement, sur les choses par la manière que s'ensuit, et premièrement, etc. (Ici se trouve la nomenclature des différentes rentes à percevoir sur différentes propriétés. Je n'ai pas cru devoir les transcrire, parce que j'ai pensé que ce ne pouvait présenter aucun intérêt au lecteur.) Nous donnons, baillons, et délivrons perpétuellement et véritablement èsdits religieux, prieur et couvent, et à ladite église des Célestins de Vichy, et les en faisons vrais seigneurs eux et les successeurs, *la somme de cinq cents livres* de rente ci-dessus déclarée; déclarons, amortissons perpétuellement et voulons que iceux religieux et leurs successeurs portent et puissent porter doresnavant à toujours temps, icelles cinq cents livres de rente, comme amortizées, sans que nous ou nos successeurs leur puissions mettre hors de leurs mains ladite rente à faute d'amortissement ni autrement, sauf et réservant, pour nous et nosdits successeurs, la justice, souveraineté et ressort sur ladite rente, sur les choses où elle est assise; réservé aussi que toutes les fois que nous voudrons asseoir et asseurons de fait desdits religieux autres *cinq cents livres* de rentes ailleurs et autres parts, bien et convenablement assis, et aussy aisément et admortissant comme dit est la rente ci-dessus déclarée; icelle *cinq cents livres* de rente dessus confinée, reviendra à nous et à nos successeurs au cas dessus dit franchement, ainsi comme elle étoit par avant cette présente fondation. Parce que ladite église n'est point encore parfaite et que lesdits religieux ne sont point encore introduits en icelle, nous voulons que doresnavant lesdites *cinqcents livres* de rente soient employées chacun an à l'ouvrage de ladite église et desdits maisonnemens et autres choses nécessaires pour lesdits prieur et couvent, jusqu'à ce que icelle église sera parachevée, que lesdits religieux y soyent introduits; lesquelles *cinq cents livres* de rente dessus déclarées, nous promettons à garantir auxdits religieux, envers tous, sous l'autorité de tous nos biens présens et à venir. Si donnons et mandons par ces présentes, à nos amés et féaux gens de nos comtés à Moulins, et à tous autres justiciers et officiers présents et à venir, ou à leurs lieutenants ou à chacun d'eux, si comme à lui appartiendra, nostre présente fondation tienne, fussent être valables perpétuellement, en faisant, laissant, souffrant lesdits religieux Célestins et à leurs successeurs, prieur et couvent de ladite église, jouir et user à toujours, mais pleinement, paisiblement desdites *cinq cents livres* de rentable dessus déclarée, sauf les molester ou empêcher, ne souffrir être molestés ou empêchés en aucune manière au contraire; et afin que ce soit ferme et chose stable, et à toujours, nous avons fait mettre notre scel à ces présentes, sauf en autre chose notre droit et l'autrui en toutes. Donné à Moulins, au mois d'avril, l'an de grâce 1410, après Pâques. Ainsi signé par Mgr le duc en son conseil, où les seigneurs de .... et de Rochefort, et de Chatelmorand, l'aumônier et plusieurs étoient, et Etienne de Bar.

Item, nous a déclaré ledit notaire, ce ci-dessus avoir veu, tenu et leu, et cy compris, transcrit mot à mot lettres de feue Mme la duchesse, scellées de son scel en cire verte, et las de soie, annexés aux lettres de mondit seigneur dessus transcriptes ainsy et entières, desquelles la teneur s'en suit.

(c) *Approbation et rectification des lettres patentes de fondation, par Anne de France, veuve de Louis duc de Bourbonnais.*

Anne de France, duchesse de Bourbonnais, comtesse de Forêts, dame de Beaujeu, sçavoir faisons que, veu les lettres de fondation du couvent des Célestins de Vichy, faites et données par mon cher aymé seigneur, Mgr Loys duc de Bourbonnais, comte de Clermont et Forêts, pair et chambrier de France, dont Dieu ayt l'âme, èsquelles lettres de fondation, ès nos présentes annexées, nous de nostre certain, propre, et asseurée volonté, louons, approuvons et consentons par présentes, et voulons et consentons que icelles lettres et l'ordonnance en icelles contenue, ayent perpétuelle fermeté et valeur de présent pour le temps à venir, selon la formeet teneur d'icelles, et voulons que lesdites lettres soyent enregistrées en notre chancellerie des comptes de Forêts et Beaujolois; afin de perpétuelle mémoire, et de porter leur plein effet. Si donnons en mandement à nos amés et féaux gens de nos comptes en Forêts et Beaujolois, et à tous nos autres justiciers et officiers présens et à venir à qui il appartiendra, et à un chacun par soi que lesdites lettres de feu mondit seigneur; accomplissent de point en point selon le contenu d'icelles. En tesmoin de ce, nous avons fait mettre notre scel à ces présentes, données en notre ville de Souvigny, le 12e jour du mois de janvier, l'an de grâce 1411. Ainsi signé par Mme la duchesse, S. Boissy. En tesmoin de laquelle, nous, garde du scel de ladite chancellerie du Bourbonnais, et à la relation dudit juré, auquel cas à ce nous ajoutons pleine foi, avons mis ledit scel à ces présentes lettres, transcrites au *vidimus*, le 14e jour de janvier, l'an de grâce 1419. Ainsi signé des Barres, et scellé.

(D) *Copie d'une ancienne requête à M. le ballif de Cusset, ou à son lieutenant, touchant les maux et ruines que notre monastère a soufferts dans les fureurs de guerres civiles en* 1567.

Supplient humblement les religieux, prieur et couvent de la sainte Trinité-lès-Vichy en Bourbonnais, qu'au moyen et en considération des ruines et démolitions faites en leur monastère et couvent par le moyen du feu qui fut mis en tous les endroits d'icelui, pendant les seconds troubles advenus en ce royaume en l'an 1567, par ceux des troupes des vicomtes Bourniquet et Monnans et autres passants en la ville de Vichy, pays de Bourbonnais, et du depuis par celles du duc Casimir et prince de Condé, qui auroient logé et séjourné audit monastère avec leurs troupes, lesquels l'auraient parachevé de ruiner et ravager, et que peu étoit resté et demeuré du feu mis par lesdits vicomtes; et ce que lesdits suppliants ou leurs serviteurs auroient pu sauver et préserver, ils sont contraints recourir et eux pourvoir aux libéralités et bienfaits du roi, pour supplier bien humblement sa majesté, n'ayant moyen de réparer lesdites démolitions et remettre lesdites ruines, ni de loger les pauvres religieux qui n'ont délaissé malgré toutes incommodités qu'ils endurent, de célébrer le service divin, de leur accorder quelque somme de deniers ou faire quelque bien, comme elle a fait ci-devant à tous ceux qui ont été ravagés et pillés, et qui ont fait poursuite qui n'ont eu ny souffert partie tant de maux et ruines que lesdits suppliants, desquelles il leur est besoin faire apparoir de notoriété pour montrer et justifier à Sa Majesté dudit feu, démolitions, ruines, et continuation du service divin; il vous plaise, à cet effet, comme plus proche juge royal dudit monastère, pour l'informer des faits ci-dessus, et autres qui ont été ensemblement et particulièrement posés et articulés qui sont cy attachés; et vous ferez bien.

SECONDE LETTRE.

HOSPICE, PONT-SUSPENDU, BUT DES PROMENADES.

CHAPITRE PREMIER.

HOSPICE.

De temps immémorial, les eaux de Vichy ont été employées comme médicament. Leurs vertus, constatées par de nombreuses guérisons, ont appelé dans le pays un concours considérable d'étrangers. Anciennement des maisons particulières, des auberges, recevaient ceux que leur fortune mettait à même de pouvoir venir chercher aussi loin un remède à leurs maux. Mais les maladies ne choisissaient pas seulement les gens riches; elles étaient supportées le plus souvent par la classe la moins aisée, parce que celle-là manquait souvent des moyens nécessaires pour arrêter les progrès d'un mal qui souvent, attaqué dans son principe, n'eût été que peu de chose, et que la négligence seule ou le manque de moyen le plus souvent laissait empirer, au point d'être obligé de se soumettre aux désagrémens d'un long traitement pour empêcher qu'il ne vous détruise. Le séjour aux eaux est le plus ordinairement très-dispendieux : des malheureux indigens, qui avaient beaucoup de peine à pourvoir à leurs besoins dans l'état de santé, ne pouvaient donc jouir du bien qu'elles pouvaient produire, faute de moyens de se procurer le remède à leur souffrance. Il existait bien une maison de secours où quelques pauvres étrangers ou soldats malades étaient reçus et soignés selon que leur état l'exigeait ; mais cet établissement, n'étant point autorisé et ne subsistant que par les aumônes que les gens riches voulaient bien lui faire, ne pouvait recevoir tous les malades nécessiteux.

Le besoin d'un hospice érigé d'après les lois de ces temps se faisait de plus en plus sentir ; mais il lui fallait un appui supérieur.

Quoique notre établissement fût encore dans son enfance, quoique les eaux minérales fussent négligées au point d'avoir, pour les diriger, un cinquième d'intendant (Je dis cinquième d'intendant, parce que le docteur Antoine Griffet, alors intendant des eaux de Vichy, réunissait en sa personne, l'intendance des eaux de Néris, Hauterive, Bourbon, St-Pardoux et Vichy), le gouvernement d'alors reconnut la nécessité d'établir une maison hospitalière à Vichy. Elle fut définitivement créée et érigée en hospice par lettres patentes de Louis XIV, en date du mois de mars 1696. Ce monarque voulut que cet hôpital soit appelé Hôpital des pauvres de Vichy, et qu'une inscription avec l'écusson des armes de France soit placée au-dessus de la porte principale de la maison ; il le prit sous sa protection spéciale, et exigea qu'il fût administré par l'évêque de Clermont lorsqu'il serait sur les lieux, le curé de la ville, le lieutenant-général, l'intendant des eaux, et un second prêtre, pris parmi les communalistes. Il ordonna, pour subvenir à la nourriture et entretien des pauvres dudit hospice, que l'aumône de dix setiers de froment, mesure de Vichy, que le premier lundi de l'Avent les consuls de la ville distribuaient aux pauvres, y soit réservé à jamais et pour toujours, et fasse partie de ses revenus annuels. Il l'exempta de toutes charges, de tout droit de guet, garde, fortification, logemens, passages, etc.; il déclara devoir appartenir à l'hospice tous les meubles des pauvres qui y décéderont, suivant l'inventaire qui en sera fait lors de leur entrée. Cet hôpital devait être desservi par trois Sœurs de la charité de la communauté établie au faubourg de Saint-Lazare.

Vingt ans après cette création, survint un arrêt du conseil du roi qui permit de percevoir au profit de l'hospice, dix-huit deniers sur chaque bouteille d'eau minérale prise audit lieu de Vichy, et qui se transporte tant à Paris que dans les autres endroits du royaume ; ces dix-huit deniers doivent être francs et quittes de toutes réparations et autres charges et contributions, pour raison desdites maisons, bains, canaux, etc.; et en considération desquels dix-huit deniers par chaque bouteille, ledit hôpital a fait donation et délaissement à l'intendant des eaux, d'une maison à porte cochère, située au bourg et place desdits bains. Cette donation ou échange fait par l'hôpital, a été approuvé par arrêt du parlement du 5 janvier 1717.

Les revenus de l'hospice de Vichy se sont accrus depuis la fondation, par les différens dons et legs faits en sa faveur par les personnes pieuses qui fréquentaient les eaux, ou qui avaient pris cet établissement naissant sous leur protection; il se faisait, pour cet hospice, des quêtes à la cour par Mme la maréchale de Grammont et la princesse d'Armagnac, sa belle sœur. (L'hospice possède le portrait en grand de ses deux bienfaitrices.) Il s'en faisait aussi parmi les buveurs d'eau, de manière que peu à peu cette maison prit de l'aisance. Le lieu où il était situé, se trouvant presque au milieu de la ville et n'étant pas susceptible d'agrandissement, on chercha à se procurer un emplacement plus convenable et plus spacieux, afin de pouvoir procurer aux malades de la maison, la position la plus favorable à leur convalescence, et quelques agrémens intérieurs aux personnes qui se vouaient si charitablement au secours des malheureux, et qui abandonnaient pour cet objet les plaisirs de la société.

En 1747, l'hospice se transporta au lieu qu'il occupe maintenant, dont l'emplacement fut donné en partie par M. Delarbre, curé de Vichy, administrateur et son bienfaiteur, et en partie acquis par les deniers de l'établissement, à différens particuliers qui en firent la cession. Une petite habitation du curé en fut le noyau; on y ajouta d'autres constructions d'après les plans d'un nommé Chambrouty, qui se chargea de les remplir. On adossa à la maison curiale d'alors, la chapelle d'un côté, et de l'autre les salles des malades. Un large portail, à côté duquel on établit quelques cabinets de bains pour l'usage des malades de l'hospice, ferma une assez vaste cour. Une personne pieuse, voulant finir ses jours dans ce lieu de retraite, fit construire, de l'autre côté de ce portail, une maison qui, après sa mort, devint propriété de l'hospice: c'est le corps de logis où se trouve actuellement l'infirmerie des sœurs, le bureau et l'école. Depuis cette époque, les constructions principales n'ont pris aucun accroissement; elles ont toujours été bien entretenues, et forment aujourd'hui une masse de bâtimens assez bien distribués pour l'objet auquel ils sont destinés.

Entre la maison dont j'ai parlé plus haut, et le mur de la cour d'exploitation, se trouvait un enfoncement, au fond duquel s'ouvrait la principale porte de la chapelle. En 1820, on a fait fermer cet enfoncement par une colonnade de l'ordre toscan, composée de quatre colonnes avec dé, base, chapiteau, architrave, frise et corniche; le tout couronné d'un chaperon couvert en ardoise. Entre chaque colonne on a placé une grille en fer; les travées latérales sont fixes, la grille du milieu seule s'ouvre et forme une porte, par laquelle on pénètre dans l'intervalle compris entre la colonnade et le mur de l'église; cet intervalle est dallé en pierre de Volvic, et sert de péristyle à la chapelle.

La destination primitive de l'hospice de Vichy, était de recevoir vingt pauvres infirmes des deux sexes, qui, vu leur grand âge, ne pouvaient plus gagner leur vie, ou des orphelins de la paroisse de Vichy. Les vieillards étaient occupés au travail que comportait leur âge et leurs infirmités, et aux menus besoins de la maison; ils portaient l'eau, coupaient le bois, et exploitaient la récolte, suivant la force et la portée de chacun d'eux; les enfans apprenaient à lire, à tisser le lien, et étaient placés ou en apprentissage ou comme domestiques dès qu'ils commençaient d'être en état de servir; enfin, on avait créé une occupation utile pour chacun des habitans de la maison. On recevait dans ledit hospice les pauvres et les domestiques de la paroisse quand ils étaient malades; les Sœurs portaient aussi à domicile des secours aux pauvres honteux et nécessiteux.

Dans les mois de mai et de septembre, chaque

année, on recevait, pour être soumis au traitement des eaux, les militaires et les pauvres étrangers, au nombre de cent cinquante; on leur fournissait la nourriture, le logement, le linge et les remèdes dont ils avaient besoin, et sans aucune rétribution.

Quand les constructions du nouveau bâtiment destiné à l'hospice furent terminées, le nombre des pauvres vieillards et orphelins augmenta; celui des buveurs d'eau fut porté à douze cents. On créa des places d'infirmiers et infirmières qui furent choisis parmi les vieillards les plus valides; il y eut une école spéciale pour les enfans de l'intérieur. Par obligation testamentaire du sieur Fouet, la rente d'une somme de six mille livres dut être payée à l'hospice de Vichy, pour l'établissement d'une nouvelle Sœur qui devait se charger de l'instruction des enfans de la paroisse; elle devait leur apprendre les premières notions de la lecture, et les devoirs de religion. En 1758, l'administration prit un arrêté qui établit quatre époques pour l'entrée des étrangers; chaque saison devait durer trois semaines; et comme il y avait toujours foule pour profiter de ces quatre époques, par un arrêté du 15 novembre 1766, on en établit une cinquième pour trois années seulement, avec la réserve de la supprimer, si les revenus de l'hospice n'eussent plus permis de continuer ce surcroît de dépenses. Deux ans après, voyant une affluence encore plus considérable, l'administration décida qu'il serait ajouté neuf lits pour les étrangers. A chaque époque on recevait cinquante malades; le nombre en fut porté à soixante, tel qu'il est encore aujourd'hui. Cet état de choses exista avec quelques légères variations jusqu'à l'époque de la révolution de 89; il y eut toujours affluence d'étrangers pour les réceptions de l'hôpital; le gouvernement y envoyait autrefois beaucoup de militaires. Le service de santé se composait d'un chirurgien et de la Sœur qui avait l'office des salles. Les buveurs d'eau étaient soignés, quant à ce qui regardait ce genre de médication, par l'intendant des eaux.

La révolution politique de 89 amena aussi une révolution dans l'intérieur de l'hospice; les Sœurs de charité furent d'abord sécularisées; elles durent changer de costume; peu de temps après, elles furent remplacées par des personnes du pays qui servirent la maison moyennant un traitement.

Ce changement ne put durer; les Filles de saint Vincent furent rappelées dans l'établissement qu'elles n'eussent jamais dû quitter; leur nombre fut augmenté, et le service des malades reprit la régularité qu'il avait avant cette époque, et s'est continué sur le même pied jusqu'à ce jour.

Pour subvenir aux dépenses nécessaires à l'entretien des pauvres et des orphelins que la maison renfermait, le revenu primitif consistait en une rente de dix setiers de froment que les fermiers du bac placé sur l'Allier lui payaient en sus de leur ferme.

Par arrêt du conseil d'état du roi, en date du 23 mai 1716, comme cela a été déjà dit, on attribua pour dotation audit hôpital la somme de dix-huit deniers sur chaque bouteille d'eau minérale de Vichy, qui se débite et se transporte hors ledit lieu, sous la condition que ledit hospice recevrait les gens de guerre et les pauvres étrangers de différentes provinces, dans les saisons de mai et septembre. Ses revenus s'augmentèrent beaucoup par les quêtes qui se faisaient à la cour, et par les dons des personnes pieuses qui se rendaient à Vichy; c'était l'esprit du siècle de doter des établissemens religieux, sous la condition de différentes prières adressées à l'Eternel en faveur du donataire.

Ces dons accumulés, l'excédant des recettes de l'établissement, les fondations nombreuses des lits pour les pauvres, lui permirent d'agrandir ses propriétés, et par là d'augmenter ses revenus. La révolution de 89 vint enlever non-seulement ses épargnes en argent, mais encore fit vendre les biens-fonds, de manière que ledit hôpital se trouva presque sans ressource, et ne subsista que du jour au jour, pendant les années de trouble. Pour faire preuve de civisme, l'administration de ces temps envoya à la convention tout l'or et l'argent monnayé, les calices, les ciboires, qui se trouvaient dans la maison, et reçut en échange des assignats; dès que le calme fut revenu, les dons recommencèrent; tout ce qui avait échappé à la cupidité révolutionnaire lui fut restitué; elle n'en fut pas moins très-gênée, ses charges étant les mêmes, et ses revenus ayant considérablement diminué. Néanmoins l'affluence des étrangers et leur bienfaisance, la firent subsister, et la mirent à même de faire quelques améliorations. En 1810, la quête faite annuellement parmi les buveurs d'eau fut très-minime, et les revenus de l'hospice se trouvant insuffisans, il fut statué par le conseil d'administration, qu'à la saison d'août les pauvres entrans seraient tenus de payer la somme de dix livres tournois pour couvrir les frais que la maison pourrait faire, soit pour leur nourriture, soit pour la fourniture des médicamens. Les réceptions, qui étaient au nombre de cinq par an, furent réduites à deux, et fixées au 16 mai et au 16 août de chaque année.

Quelques années plus tard, l'administration, par des aliénations de terrains propres aux constructions, par le remboursement de plusieurs rentes dont le capital a été placé avantageusement, ayant jugé convenable d'abolir la taxe fixée pour la réception des pauvres, le 18 août 1813, elle rendit un arrêté dans lequel, outre la fixation de l'époque des réceptions, il fut décidé que les pauvres seraient reçus gratis pendant toute la durée de leur traitement. Depuis cette époque jusqu'à ce jour, il n'est survenu aucun changement notable dans l'état de l'hospice; on a créé seulement une troisième réception de malades étrangers, le 6 septembre de chaque année.

Les secours spirituels étaient autrefois donnés par le curé de la paroisse ou par son vicaire. En 1772, Mme la comtesse de Pagnac donna à l'hospice la somme de quatre mille francs, avec la condition qu'on célébrerait tous les jours une messe dans la chapelle de l'hospice, et qu'on chanterait vêpres tous les dimanches et fêtes. Pour remplir l'objet de cette fondation, l'administration avait jugé convenable d'attacher à l'hospice un chapelain ou aumônier, qui serait tenu de faire le service de son état dans l'intérieur de la maison. La révolution renvoya ce prêtre; mais quand les églises furent rouvertes, il y en eut un autre de nommé qui resta jusqu'en 1826, époque de sa mort : depuis, et jusqu'en 1831, Mgr l'évêque a refusé d'en accréditer un nouveau, il a seulement permis que le vicaire de la cure en remplît les fonctions. On suppose que les motifs de ce refus sont l'espèce d'indépendance de discipline qu'ont MM. les aumôniers des hospices, relativement à leur supérieur ecclésiastique; du reste, il a eu la bonté de donner à la paroisse un vicaire qui en remplit les fonctions sans en être titulaire. En 1830, Mme de Roovere a gratifié la maison d'une somme de douze mille francs pour les appointemens d'un aumônier; le refus de Mgr l'évêque en a fait reverser la rente sur le vicaire qui dessert l'hôpital.

Le service de santé se compose d'un médecin-chirurgien, qui donne toute l'année les soins aux malades admis au traitement; l'inspecteur des eaux donne ses soins aux étrangers buveurs d'eau, et, en son absence, ce service est fait par le médecin-chirurgien titulaire.

L'hôpital est dirigé par sept Sœurs de la Charité, sous la surveillance de cinq administrateurs. Le nombre des lits, pour le service général, se compose de dix-huit pour les salles dites de traitement journalier, soixante pour les étrangers admis à trois époques de l'année, 16 mai, 16 août, 6 septembre; seize lits sont destinés aux orphelins ou vieillards hommes, et seize aux orphelines ou vieillards femmes. Il y a dans chaque salle un infirmier du sexe qui l'occupe; une Sœur a l'office des enfans et des vieillards, une seconde a celui des salles de traitement.

Chaque Sœur a un office différent : une Supérieure dirige toute la maison, une seconde a l'office de la pharmacie; une troisième celui de la lingerie et de la salle des femmes dans la saison des eaux; une quatrième celui de la cuisine; une cinquième est institutrice des enfans du dehors, et en même temps seconde la pharmacienne dans ses momens de loisir; la sixième et la septième sont, comme je l'ai dit, une aux orphelins et vieillards de l'intérieur, l'autre aux salles de traitement : cette dernière a aussi dans son office la salle des hommes pendant la saison des eaux.

La Supérieure et la lingère tiennent concurremment l'ouvroir ; c'est une salle où viennent apprendre à coudre les plus grandes filles de l'école. Les orphelins de l'intérieur sont occupés, soit à filer, soit à tisser du lien ou à faire les ouvrages que comporte leur âge. Sans compter le courant des malades, il y a de quarante-cinq à cinquante personnes attachées à la maison, et à demeure.

Un arrêté de l'administration a déterminé un espace dans le jardin, destiné à recevoir la dépouille mortelle des Sœurs qui décèdent dans l'hospice, et celle des bienfaiteurs ou autres personnes qui désirent y avoir leur sépulture. Cette faveur est achetée par les personnes étrangères. Parmi les tombes qui s'y trouvent, on y remarque celle de M. de Clermont-Mont-Saint-Jean, avec tous les titres et qualités qu'il possédait sur la terre.

CHAPITRE II.

PONT SUSPENDU.

L'IMPORTANCE de la communication de deux grandes routes royales, et la difficulté que cette communication éprouvait dans les grandes eaux, ont dû faire sentir la nécessité d'un pont sur la rivière d'Allier, qui coupe cet embranchement à son passage à Vichy. La direction des capitaux vers les entreprises utiles, la difficulté pour les grands capitalistes du placement de leurs fonds, avaient depuis long-temps fait penser à cette spéculation; je ne sais ce qui l'a retardée; mais pendant près de trois ans, tous les jours on annonçait la confection d'un pont.

Ce moment aussi attendu par les habitans de Vichy est enfin arrivé. Le 15 avril 1832, on a adjugé, d'après les formes voulues par la loi, la construction à un négociant de Paris, moyennant la perception, pendant quatre-vingt-dix ans, d'un droit de péage tarifé. Ce pont est construit dans un système de suspension, système fort à la mode aujourd'hui, très-peu coûteux pour l'entrepreneur, offrant un coup d'œil agréable, unissant la légèreté à la solidité, et servant de monument au progrès des connaissances humaines.

Le pont de Vichy est composé de trois travées suspendues à des chaînes de fer, et dont les extrémités s'appuient sur deux culées et deux piles fondées sur béton maintenu par des pieux jointifs; l'ouverture entre chaque culée et une pile est de 51^{m} 10^{c}, celle entre les deux piles, de 49^{m} 40^{c}; l'axe du pont se trouve dans le prolongement de ceux de l'avenue et du bassin dit Fontaine de l'hôpital; la longueur du plancher, y compris l'épaisseur des deux piles, est de 160^{m}; la hauteur du point milieu du plancher est de 7^{m} 50^{c} au-dessus de l'étiage; à partir de ce point, elle va en diminuant jusqu'aux culées, où elle se réduit à 6^{m} 50^{c}.

Chaque culée et chaque pile est surmontée de deux piliers droits de 6^{m} 43^{c} de hauteur, et dont le sommet est circulaire; c'est là que s'appuient les chaînes de suspension, dont les points de retenue se trouvent sur les deux culées. Il y a en outre des chaînes de retenue qui descendent verticalement du sommet des piliers des piles, qui servent à la fois de point d'appui et de retenue. Chaque extrémité inférieure de ces chaînes passe au travers de trois pierres forées et d'une plaque de fonte engagées horizontalement dans les côtés de chaque pile; elles y sont fixées chacune par deux écrous.

Les chaînes de suspension sont retenues sur le derrière de chaque culée par quatre pierres de forte dimension, accouplées et percées d'un créneau qui donne passage aux chaînes; celles-ci sont terminées par un œil oblong, dans lequel s'engage une ancre de fer forgé. Afin de pouvoir poser les chaînes et les visiter en cas de besoin de réparation, on a pratiqué sur la partie postérieure de chaque culée des escaliers sur une pente de 45^d, par lesquels les chaînes descendent; il y a en outre deux puits qui servent à descendre les ancres et à les poser.

Le tablier du pont repose sur des poutres accouplées et appuyées sur des plaques de fonte percées d'un trou qui donne passage à la tige de suspension; il est composé de deux planchers; le premier est formé de madriers en chêne, de 0^m 08 d'épaisseur, posés en travers sur les poutres; le second de madriers de 0^m 04 d'épaisseur, posés en travers sur les premiers; les gardes-corps sont composés d'une lisse et sous-lisse dans lesquelles s'engagent des croix de St-André en bois.

On a construit une maison de chaque côté de la culée, rive droite; elles serviront de bureau et de logement au receveur.

Pour que la communication entre les deux rives de l'Allier ne soit jamais interrompue par les hautes eaux, on a établi dans le prolongement du pont, sur chaque rive, une levée; celle de la rive droite a 270^m de long sur 10^m de large, la base du talus a un quart de plus que la hauteur. Le point le plus élevé se trouve sur le derrière de la culée, à 6^m 28 au-dessus de l'étiage;

le point le plus déprimé se trouve au-dessus de la crue de 1790 (1); le talus de cette levée est revêtu en amont d'un perré sur toute la longueur, et en aval sur 26^m seulement; ces deux perrés, qui ceignent les deux maisons, viennent se terminer sur les retours de la culée.

La levée sur la rive gauche a les mêmes dimensions que celle de la rive droite; sa longueur seulement n'est que de 100^m, dont 50^m sont construits dans le prolongement du pont, et les 50 autres suivent un arc de cercle qui se raccorde avec la route qui va joindre celle de Gannat; les talus en sont également revêtus de perrés sur toute la longueur en amont et sur 26^m en aval, et sont raccordés à la culée par des quarts de cônes aussi perragés.

Afin de garantir les travaux de l'action des eaux, et d'éviter toute possibilité d'affouillement, les levées et les culées, ainsi que leurs perrés, ont été munis d'un fort enrochement. On a battu pour les deux culées, des pieux espacés de mètre en mètre, et dont la figure représente celle de cinq côtés d'un polygone; le premier en amont et dans la direction de la culée, le second sur l'angle, le troisième sur le devant, le quatrième sur l'autre angle, et le cinquième, parallèle à la

(1) En 1790, il y eut une crue de l'Allier si forte qu'on se promenait en petit batelet dans les rues basses de la ville. Cette crue fait époque; c'est pourquoi on l'a mentionnée ici.

culée en aval. Ces pieux sont reliés par des moises horizontales et garnies de vannages derrière lesquels on a fait un enrochement. La culée de la rive gauche étant plus exposée à l'action corrosive du courant, on a fait un autre enrochement sur le devant des pieux.

Le soin que l'on a apporté dans le choix des matériaux et la confection des maçonneries, ainsi que les précautions prises dans l'exécution des travaux de défense, permettent de croire que le pont se trouve à l'abri de tous les événemens que la sagacité de l'homme puisse prévoir.

La construction de ce pont a été adjugée à M. *Aubineau-Caron*, négociant à Paris, moyennant la concession du péage pendant quatre-vingt-dix ans; il a été construit d'après les plans de MM. *de Vergès* et *Bayard de la Vingtrie*.

Les travaux ont été dirigés et conduits par M. *Bagros*; les matériaux en pierres proviennent des carrières du pays.

Les bois ont été pris dans le département du Puy-de-Dôme, dans le versant des premières montagnes du Forez.

Les fers ont été forgés dans les ateliers de *M. Chavier*, à Paris.

La fonte a été coulée dans les forges de Fourchambault (Nièvre).

CHAPITRE III.

BUT DES PROMENADES.

Les distractions, les promenades sont des adjuvans très-utiles dans la médication des eaux minérales; aussi le médecin a-t-il le soin de les recommander. Une foule de *cicérone* se présente aux nombreux buveurs, pour leur servir de guide dans leurs courses.

Les bords ombragés d'un ruisseau, les nombreuses usines qu'il alimente, les montagnes entre lesquelles il a placé sont lit rocailleux, les châteaux voisins, les points de vue, les rives de l'Allier sont autant de lieux que l'étranger cherche à connaître, pour faire une diversion agréable aux douleurs physiques et souvent morales dont il est atteint, et qui sont la suite ordinaire de l'état pathologique de ses organes, pour la cure duquel il vient chercher un remède. Le paysage est partout riant, nulle part il attriste l'âme en la plongeant dans de sérieuses réflexions. Ou ne retrouve point dans les environs de Vichy, comme dans ceux des autres établissemens thermaux, des traces de ces révolutions volcaniques qui n'ont entassé, dans certaines localités, que des montagnes et des précipices ; on peut aller partout, nul point n'est inaccessible ; arrivé au lieu le plus élevé, l'œil découvre le plus beau pays du monde, tant par la position que par les variétés naturelles et productrices qu'il présente.

Le plus ordinairement l'étranger commence ses promenades par les bords du Sichon, ruisseau qui coule toujours à travers des rochers, et dont les eaux alimentent une grande quantité de moulins et plusieurs usines, que le promeneur doit visiter avec plaisir, et où il voit combien l'esprit inventif de l'homme a dû travailler pour arriver à un tel résultat.

Depuis l'embouchure de ce ruisseau, qui se jette dans l'Allier à quelques centaines de pas de l'établissement thermal, jusqu'à la dernière et une des plus importantes usines, il existe une promenade large, sûre et très-agréable, en ce qu'elle est partout ombragée; elle offre par la variété de ses sites une douce distraction au malade qui la parcourt.

En prenant le ruisseau à son embouchure, on trouve le dernier moulin à farine qu'il alimente. Ce moulin est appelé le moulin de la Blanchisserie, parce qu'autrefois on y blanchissait les toiles. Là commence une belle allée de peupliers, appelée allée de *Mesdames*, parce qu'en 1785, lors du séjour à Vichy de Mesdames Adélaïde et Victoire, tantes du roi alors régnant, elles la firent planter pour se procurer une promenade agréable jusqu'à Cusset. Les arbres ont été renouvelés, mais toujours dans la même direction.

Le second moulin est celui dont j'ai parlé dans l'histoire du couvent des Célestins, auxquels il appartenait; on y voyait encore, il y a quelque temps, l'écriteau de sauve-garde octroyée par Louis XIV.

Un peu plus haut on voit un foulon à étoffes de laine, et une teinturerie; ces deux industries sont réunies dans le même local, et ont été créées depuis peu de temps par le même industriel, qui avait monté une carde à laine et une machine à battre les matelas, que l'on trouve en remontant encore un peu le biez.

En continuant sa route, le promeneur trouve, à l'entrée de Cusset, une masse de bâtimens qui servent à la confection du papier.

Papeterie.

Cette fabrique est placée sur le Sichon, dont les eaux, très-légères, très-savoneuses et limpides, conviennent beaucoup à la préparation des pâtes à papiers. La rivière fournit toujours de l'eau; mais cependant, lors des grandes sécheresses, pendant un mois au plus, les travaux de fabrication diminuent d'un tiers.

Cet établissement est entièrement neuf; sa

construction a commencé en 1822. L'esprit d'association, si utile pour créer de grandes choses, a paru se montrer vers cette époque dans le pays.

On a créé beaucoup d'actions partielles qui ont été prises dans peu de temps, ce qui a montré combien les habitans du pays avaient envie d'élever des établissemens utiles et industriels. Une fois l'établissement fondé, tous les actionnaires individuels ont vendu à bénéfice leurs actions aux principaux actionnaires, afin de mettre dans l'administration d'un établissement aussi considérable l'unité nécessaire à une bonne gestion. Il se compose de deux usines distantes l'un de l'autre d'environ 500 mètres; la première est la plus importante; elle est principalement destinée à la fabrication. Solidement construite en pierre, son aspect présente à l'œil une masse imposante et agréable. Toutes les salles du rez de chaussée sont voûtées en pierre; elles renferment quatre cylindres mûs par deux roues d'eau, sous une voûte fermée, ce qui les met à l'abri des gelées d'hiver, et neuf cuves à fabrication, en cuivre, avec caisse à dépôt, en même métal; le plus grand nombre communique avec la pile des cylindres, au moyen d'un tuyau de huit pouces de diamètre, de manière que la pâte arrive sous la main de l'ouvrier sans avoir été touchée par personne, et sans aucune malpropreté; à toutes les cuves il existe des presses, dont quatre sont hydrauliques et cinq à vis et à écrous en fonte.

On trouve encore au rez de chaussée une très-belle salle de colle garnie de tous ses ustensiles, qu'on pourrait aisément transporter autre part; alors on pourrait placer commodément quatorze cuves, les machines existantes pourraient les entretenir.

Le premier étage comprend une salle très-éclairée, de 108 pieds de long sur 25 de large, où les femmes sont occupées à la préparation du papier.

Deux ateliers où vingt-huit femmes sont occupées au triage des chiffons.

Les appartemens du directeur de la maison.

Des magasins, des aisances, divers ateliers plus ou moins grands.

Une suite de séchoirs, au rez de chaussée, au premier ou au second, formant un total de 750 pieds de long sur 30 à 37 de longueur et 12 à 14 d'élévation.

Tous ces bâtimens se communiquent et sont sous le même toit.

Une chaudière à vapeur a été posée depuis peu d'années; elle sert à donner aux cuves la chaleur nécessaire à la fabrication, et dans plusieurs chaudières, elle élève l'eau à une température assez convenable, pour obtenir sans frais des dissolutions gélatineuses et toutes les préparations de teinture nécessaires dans l'état; un seul feu de houille remplace maintenant onze feux de bois.

Des travaux hydrauliques, importans, et d'une

solidité à toute épreuve, ont été faits pour diriger les eaux de la rivière dans un biez particulier qui alimente l'usine; il est pourvu de vannages, de prise et de décharge, qui mettent l'établissement à l'abri de toute inondation; le bassin d'eau, les bords de la rivière qui rapprochent le plus des bâtimens, sont garnis de murs en pierre de taille, à la distance de la largeur d'une rue.

L'établissement possède une longue suite de bâtimens neufs, suffisans pour loger vingt-deux ménages d'ouvriers. Chaque ménage a un morceau de terre pour un jardin; celui de l'établissement, qui est très-vaste, le sépare d'une grande prairie qui en dépend.

La seconde usine se compose d'un bâtiment de 95 pieds de façade, où l'on trouve deux cylindres, et vingt maillets mûs par deux roues d'eau. Ces machines sont uniquement destinées à donner au chiffon sa première préparation; il est transporté de là dans le premier, où il est converti en papier.

On y trouve un vaste pourissoir voûté en arêtes, avec piliers en pierre d'une seule pièce; il contient 70 milliers de chiffons, une vaste salle pour les cylindres, avec caisses à dépôts, une très-grande salle pour les maillets, qui offre beaucoup d'aisance. Les magasins et les logemens d'ouvriers sont au premier étage. Cette construction a été faite en 1827.

Quatre des six cylindres qui existent dans les deux usines, ont des rouages en fonte et de forme conique.

Neuf des douze presses employées à la préparation du papier, sont à vis et écrous en fonte et jumelles en fer.

Chaque machine fait mouvoir une pompe, ce qui donne en abondance de l'eau dans toutes les parties de l'établissement.

L'approvisionnement du chiffon se fait aisément sur les lieux, et à des prix moins élevés que ceux de Paris.

Quittant la papeterie, remontant toujours le ruisseau du Sichon, on voit à gauche une tour immense dont la ville de Cusset a fait une prison. Cette tour dépendait des anciennes fortifications de la ville; il en existe une seconde un peu plus haut, sur le sommet de laquelle on a bâti un petit pavillon couvert en ardoises, duquel on domine les coteaux voisins. Située dans l'enceinte des bâtimens de l'ancienne abbaye, elle se trouve maintenant dans les dépendances de la cure.

En continuant toujours cette même promenade, on voit des moulins à farine qui sont à citer parmi ceux dont j'ai parlé, établis sur le même modèle que ceux de Corbeil; ils sont tenus avec un soin qu'on ne retrouve pas dans les autres usines de ce genre dans le pays.

Poursuivant toujours, avant d'arriver au Saut de la Chèvre, on parcourt un chemin rocailleux, mais toujours agréablement ombragé, et très-fréquenté par les étrangers qui le suivent en allant visiter ce rocher, l'établissement des Grivats, et enfin l'ardoisière qui termine ordinairement cette excursion.

A une demi-lieue de Cusset; toujours en remontant le cours du Sichon, on trouve un rocher isolé au bas d'une montagne, auquel on a donné le nom de rocher du Saut de la Chèvre.

Le Saut de la Chèvre.

Si l'on en croit les contes des veillées, ce nom lui aurait été donné en commemoration de l'agilité que montra une chèvre poursuivie par un loup; ne trouvant d'autre refuge, et poussée à bout par l'animal carnassier, la chèvre aurait franchi sans accident l'espace qui se trouve entre la hauteur de ce rocher et la terre, tandis que dans le saut pareil, le loup aurait trouvé la mort. Je donne cette origine comme on me l'a donnée: c'est une croyance répandue dans le pays.

Ce rocher, ou le Saut de la Chèvre, a failli tomber sous le marteau des carriers. Le propriétaire, qui a fait extraire, tout alentour, de la pierre à bâtir, l'a fait néanmoins respecter. Une pauvre femme y avait construit une baraque qu'elle avait adossée contre; elle l'habitait pendant la saison des eaux, parce que, implorant la bienfaisance des visiteurs, elle recevait toujours quelques aumônes. Ce rocher, la cabane, la vieille femme et la chèvre ont inspiré une jolie romance au chansonnier Coupigny. Ce lieu a toujours été visité par les étrangers qui fréquentent les eaux de Vichy; ils s'y rendent en caravane. Les chemins étaient autrefois très-dangereux; mais la beauté du site, les ombrages continuels des bords du Sichon, font braver les dangers qu'on peut y voir.

Actuellement les chemins pour y arriver sont très-bien entretenus; il y manque peut-être un peu de largeur, mais il y en a suffisamment pour le passage d'une large voiture.

Cette amélioration est due à la construction d'un immense établissement placé un peu plus loin que ce rocher, au hameau des Grivats, dont il a pris le nom.

Les Grivats.

Cet établissement primitivement ne se composait que du corps de bâtiment inférieur; il était consacré spécialement à une fabrique de lacets de coton. Peu à peu le goût des associations s'étant introduit dans le pays, il s'en est formé une pour donner plus d'étendue à cette fabrication, et pour préparer la matière première destinée à recevoir ce genre de texture. Les actionnaires ont voulu que le coton brut y subît toutes les préparations nécessaires pour le livrer au commerce, prêt à être employé pour les tissus. Ils ont ajouté à la fabrique primitive, une carderie de coton, une filature et une teinturerie. La masse de bâtimens nécessaires à cette industrie a dû être considérable : le local a cela de particulier, c'est que le lit du ruisseau, la largeur des bâtimens de l'établissement et le chemin emploient tout l'espace compris entre deux hautes montagnes, dont les versans présentent deux aspects extrêmement opposés. Le versant du midi, au bas duquel est le chemin, est une masse de rochers entièrement arides, tandis que le versant du nord, au bas duquel coule le Sichon, est couvert de bois taillis dont la verdure presque continuelle offre un contraste frappant avec celui qui lui est opposé.

Les constructions sont placées entre le lit du ruisseau et le chemin, et en occupent tout l'espace. Elles consistent, 1°. en un principal corps de logis que l'on voit en face, en entrant par la loge du portier; 2°. à droite, à la partie inférieure de l'établissement, se trouve la fabrique de lacets; 3°. à gauche, le corps de logis de l'administration, qui sépare les deux cours, de manière que les directeurs voient de leurs bureaux tout l'intérieur des ateliers; 4°. à la partie supérieure de l'établissement, faisant suite au principal corps de logis, on voit la partie du bâtiment destinée (le rez de chaussée) à la teinturerie.

Le premier étage contient les magasins, et le second un séchoir où l'on étend les cotons qui sortent des cuves. La teinturerie y est parfaitement montée; on y remarque des cuves d'un stuc composé par l'architecte M. Rose-Beauvais, qui est d'une solidité à toute épreuve. On peut y teindre trois cents livres de coton par jour, de toutes nuances; il y a des cuves à chaud et des cuves à froid; les couleurs y sont parfaitement réunies. Les eaux du Sichon sont très-belles, et conviennent beaucoup pour cette transformation et le blanchîment des cotons.

Entre cette partie du corps des bâtimens et la filature se trouve la roue hydraulique, moteur de toute l'usine; sa largeur est de 12 pieds, sa hauteur de 15; sa force est de 25 à 30 chevaux.

La filature occupe tout le principal corps de logis. Au rez de chaussée, on trouve le battage qui se fait par des batteurs-éplucheurs qui prennent la matière brute, et lui font subir la première préparation; ils la livrent aux batteurs-étaleurs; viennent ensuite les cardes, les laminoirs, les bancs à broche en gros et en fin, qui livrent aux métiers le coton prêt à filer. Ces métiers sont au nombre de vingt-deux, dont seize sont en fonte et six ont les montures en bois; il y a aussi un métier à retordre et des dévidoirs: ces derniers occupent le troisième étage. Toutes les roues qui servent de moteurs secondaires, sont en fonte, les arbres sont en fer, les engrenages, quoique légers, sont très-solides : toute cette partie du mécanisme ne laisse rien à désirer.

Cet établissement peut être cité, non pas comme un des plus considérables, mais comme un des plus beaux dans ce genre. Il est remarquable par ses belles constructions, et la bonne distribution des ateliers qui ne laissent rien à désirer. Elles sont dues aux soins M. Rose-Beauvais, architecte, l'un des principaux actionnaires.

La filature est montée sur le dernier système; les batteurs, cardes, laminoirs, bancs à broches, etc., sortent des ateliers de MM. Pihet frères, constructeurs à Paris.

Les produits de cette filature sont très-estimés, et se vendent concurremment avec ceux de nos premières fabriques. Leur importance est de 5 à 600 livres par jour, dans les n^{os} de 10 à 40 *m/m*.

La fabrique de ganse a un moteur autre que la filature ; il est d'une dimension moins grande, il a la force de 5 à 6 chevaux. Le premier étage du bâtiment consacré à ce genre d'industrie, est occupé par des machines qui préparent le coton prêt à être mis en ganse ; le second étage contient les métiers des ganses ou lacets ; on peut en livrer au commerce 2 à 300 pièces par jour. Sa bonne fabrication rivalise avec celle de Saint-Chamont.

L'ensemble des travaux de cet établissement nécessite l'emploi de 250 à 300 personnes ; aucun étranger n'y est admis comme ouvrier ;

aussi la population qui l'environne éprouve-t-elle déjà les heureux effets de l'industrie à laquelle elle peut se livrer.

L'Ardoisière, le Gour Saillant.

En visitant les Grivats, le promeneur prolonge le plus ordinairement sa course jusqu'à l'ardoisière; c'est une ancienne carrière d'ardoise que l'on a abandonnée, parce que celle qu'on en tirait était trop cassante. On y voit deux masures qui servaient d'habitation aux ouvriers, un puits qu'une sage administration devrait faire couvrir pour éviter des accidens, et une voûte souterraine qui se prolonge assez avant, et dans laquelle on pénètre avec des torches : on ne peut le faire autrement, car on trouverait un second puits, dans lequel il est facile de tomber.

Au-dessus de l'ardoisière, on aperçoit sur le sommet de la montagne les ruines d'une habitation, qui autrefois appartenait aux templiers. Quelques personnes pensent que jadis un volcan s'y est manifesté ; elles fondent leur croyance sur un mur de la cave dépendante du bâtiment, qui est taillé à pic dans une lave : on dit même que le basalte qui a servi à la construction des fortifications de Cusset, a été pris dans cet endroit, et transporté à Cusset, au moyen du Sichon, que l'on croit aussi avoir été canalisé. Rien n'a pu me faire partager cette croyance, si ce n'est l'existence du mur de la cave du Pérou. Les géologues qui visiteront les lieux, doivent nous donner des indications certaines.

Près de l'ardoisière, il existe une cascade que les habitans du pays appellent *Gour Saillant;* c'est un trou très-profond que la chute des eaux à creusé. Cette cascade fait un assez joli effet à la vue quand les eaux de Sichon sont élevées; elles tombent avec bruit, ce qui fait que si on ne voit pas la cascade on l'entend de très-loin.

La Grotte des fées.

A quelques lieues, au-dessus de cet endroit, sur la rive droite du même ruisseau, il existe une curiosité que les étrangers ne peuvent visiter, à cause de son éloignement. C'est une grotte assez profonde et toute garnie de stalactiques de différentes formes et dimensions: trois portions, représentant trois bustes de femmes, ont fait donner à cette grotte le nom de Grotte des fées. On y pénètre difficilement: c'est un petit diminutif des grottes de Staffa en Ecosse. Ce n'est, je pense, pas assez curieux pour que l'étranger fasse une aussi longue course que celle que cette visite nécessiterait.

Côte de Saint-Amand.

Un autre but de promenade est le coteau de Saint-Amand, situé à une demi-heure de Vichy.

Il est agréable par l'étendue de la vue qu'offre cette position; placé sur le sommet de la côte, quand le temps est serein, on aperçoit la cathédrale de Clermont, comme un point noir qui se détache de dessus la ville. Un immense horizon se déploie aux yeux du visiteur; à gauche, les montagnes du Forez et de l'Auvergne, vis-à-vis, les monts Dore et le puy de Dôme qui domine toutes les différentes montagnes qui l'entourent; à droite, une partie de la Limagne, et en descendant, toute la partie du département de l'Allier qui joint le Puy-de-Dôme et la Creuse; à ses pieds, il voit le village d'Abret, tous les hameaux qui en dépendent et tous les contours de l'Allier; sur la rive opposée, il aperçoit le clocher du village d'Hauterive.

La vue rencontre dans cette immense perspective la ville de Vichy et les bains; on dirait que chaque maison est entourée de plantations, tant les promenades et les abris pour la chaleur sont multipliés. Un peu en arrière, et à droite, sont placés les riches coteaux vignobles des Creuziers; à gauche, les terres arides du pays montagneux qui commence la chaîne des montagnes du Forez. L'œil se repose avec plaisir sur l'immense nappe de verdure qu'offrent les bois dépendans de la terre de Randan, et sur les nombreux villages et hameaux dont est parsemé l'espace qui s'offre aux yeux du spectateur. C'est un but de promenade très-fréquenté; on y va sur des ânes dont les conducteurs servent de *cicérone*, et vous décrivent et nomment tous les endroits que vous apercevez dans ce riche panorama. A son retour, le buveur raconte à ses collègues moins curieux, ou peut-être plus paresseux que lui, tout ce qu'il a vu; cette narration engage de nouveau à ce voyage; et, de courses en courses, de promenades en promenades, le malade suit, en s'amusant, le traitement accessoire prescrit par celui sous la dépendance médicale duquel il se trouve.

Château de Charmeil.

On visite aussi le château de Charmeil et son jardin. Sa position est très-agréable; il a en perspective les côtes vignobles des Creuzièrs, et n'est que très-peu éloigné de la rivière d'Allier.

Bâti sous Louis XIV, ce château avait l'aspect de tous ceux de ces temps-là, où l'architecture de Lenôtre et de Mansard se trouvait combinée avec tous les genres. Le propriétaire actuel le fait réparer, et détruire les mansardes qui régnaient tout à l'entour; c'est la plus jolie habibitation de nos environs, et c'est un endroit à visiter.

Château de Randan.

Une des plus agréables promenades est, sans contredit, la visite que l'on fait au château de Randan, en traversant les bois qui en dépendent.

Cette terre a été achetée, en 1821, de M. le duc de Pralin, par S. A. R. Mademoiselle d'Orléans, aujourd'hui Madame la princesse Adélaïde, sœur du roi des Français. Au commencement de 1822, on a entrepris les travaux de restauration dont cette propriété avait si grand besoin. Alors le parc, contenant environ cent septérées, de mille toises chacune, était divisé en prés, terres labourables, et vignes; il était affermé par parcelles: aujourd'hui, avec les nouvelles acquisitions et les parties de bois qui y sont jointes, il contient plus de deux cents septérées.

Le château, presqu'inhabitable et non achevé, était entouré de masures tombant en ruines, qu'on appelait ses dépendances; amoncelées sans ordre, elles présentaient un aspect dégoûtant; ces masures étaient en partie les restes d'un ancien château, ou plutôt d'une ancienne abbaye, dont les moines étaient possesseurs avec le titre de seigneurs de Randan.

Le château qui existait avant 1822, et dont quelques parties ont servi à former celui qui existe actuellement, a été commencé, à ce que l'on croit, du temps de François Ier ou de son fils Henri II. Les constructions ne furent pas achevées alors, et à l'époque de l'acquisition de Mademoiselle d'Orléans, il n'existait pas la moitié de ce qui est fait aujourd'hui; les réparations que l'on a faites aux constructions existantes, pour les coordonner avec le plan de constructions nouvelles, font que cette partie ancienne ne se reconnaît qu'à peine. La tour de l'ouest, occupée par les appartemens destinés à Leurs Majestés le Roi et la Reine des Français, a été conservée dans son ensemble; mais elle a été percée de plusieurs croisées destinées à éclairer les nouveaux appartemens qu'on y a placés.

La construction est en briques apparentes; les ouvertures de croisées, les entablemens et les bandeaux sont en pierre de Chaptuzat, carrière située à trois grandes lieues de Randan, dont le produit est un grès calcaire de la meilleure qualité. Toutes les briques nécessaires aux constructions, ont été fabriquées dans des fours établis à cet effet près du château; la terre nécessaire à leur fabrication a été prise à une petite distance, dans un village où l'on fabrique des tuiles pour couvertures, et qui est presque contigu à Randan.

Pour les nouvelles constructions, on s'est conformé au système suivi pour les constructions premières, c'est-à-dire, que les murs sont en briques apparentes, les bandeaux et croisées en pierre de Chaptuzat.

La façade d'entrée, du côté du nord, présente, de chaque côté, des pavillons et des tourelles en briques, le milieu est d'ordonnance dorique, à deux étages, le tout en pierre de la même carrière.

La cour d'honneur est fermée par une grille en fer, disposée demi-circulairement, et supportée par deux grands piédestaux, surmontés chacun d'un lion combattant un serpent : elle domine sur des parterres beaucoup plus bas, qui tournent sur les trois autres faces du château.

Au midi, le château a un étage apparent de plus qu'au nord, il domine des terrasses en amphithéâtre qui descendent, par talus et gradins, vers la partie basse du parc.

A cet aspect la vue s'étend dans un horizon immense; à gauche, sur les montagnes du Forez; à droite et plus loin, sur celles de l'Auvergne, que dominent le puy de Dôme et les monts Dore; en face, dans le lointain, on voit sur le pic où il était bâti les ruines du château de Mozun, ancienne résidence des évêques de Clermont, et à quelques lieues seulement, la redoute élevée par les Gascons, pour se défendre contre les romains, d'où est dérivé le nom de Mont-Gacon, que porte cette élévation, et enfin une partie de la belle Limagne.

L'intérieur du château a été entièrement changé lors de sa restauration. Il est remarquable par la distribution bien entendue des détails qui rendent l'habitation commode. La plus grande réserve règne dans l'emploi des décors, dans les appartemens; tout y est simple, mais de bon goût. Les salles à manger seules, plus récemment arrangées que tout le reste, sont d'une élégance remarquable, et, quand on les voit, on ne peut se persuader qu'à leur place étaient les anciennes cuisines du château. Les murs sont recouverts en stuc imitant les plus beaux marbres; des peintures gracieuses sur stuc décorent les voûtes; des glaces répètent à l'infini les lignes de ces belles salles, ainsi que la campagne environnante; elles sont éclairées par des arcades donnant sortie sur une terrasse ornée d'arbustes et de fleurs; de cette terrasse on jouit de la plus belle vue possible.

Le bâtiment des cuisines, construit en 1829, pour remplacer celles où l'on a placé les salles à manger, présente la même forme de construction; il contient la distribution immense du service le plus commode; il a 200 pieds de long sur 54 pieds de large; il ne s'élève pas plus que le rez de chaussée du château, et présente, sur les voûtes de plain-pied avec les salons, une très-vaste plate-forme, sur laquelle on arrive par des balcons qui pourtournent le château, au moyen desquels tous les grands appartemens ont une communication extérieure. Cette plate-forme est décorée de vases et de caisses en fonte chargés de fleurs ou d'arbustes.

Les cuisines communiquent à la salle à manger, au moyen d'une galerie couverte par où le service de la table passe.

La plate-forme communique avec les appartemens, au moyen d'un pont en bois sur lequel passent les personnes qui vont sur cette plate-forme et à la tribune de la chapelle.

A l'extrémité de cette plate-forme opposée au château, est l'entrée de la chapelle, petit édifice dorique, où l'on a extérieurement encore conservé ce même système de constructions de briques et de pierre. L'intérieur est décoré de stucs et de peintures en grisailles.

Les dépendances, où on a placé les logemens des gens de service, ne sont pas groupées autour du château; dans un lieu où la vue est si belle, on a dû les éloigner. On y trouve des écuries pour 60 chevaux, des selleries et remises, des étables et une laiterie très-bien soignée, une vaste basse-cour recherchée dans tous les détails, une buanderie; enfin, des logemens pour tous les gens de la suite.

Un peu au côté ouest des plates-formes placées au midi du château, on voit une grotte entourée de trois saules pleureurs; de cette grotte découle la fontaine, appelée source Saint-Jean, qui alimente deux petits bassins placés dans le parterre, et un troisième un peu plus avancé. D'immenses travaux ont été exécutés pour se procurer de l'eau. Il existe, à la partie basse du parc, un étang alimenté par les eaux ramassées de toutes parts, et qui se jettent parmi des rocailles entassées qui forment la grotte de l'étang.

Le peu d'eau que l'on a pu recueillir a nécessité la création de deux puits artésiens. Son Altesse Royale ne s'est point rebutée par les difficultés qu'ont présentées les divers gisemens qu'il a fallu traverser; les sondes pénètrent déjà à plus de 500 pieds, sans succès; avec un peu plus de persévérance néanmoins, les gens de l'art espèrent venir à bout de leur entreprise, et procurer au château et au parc toute l'eau nécessaire, soit aux différens services, soit aux embellissemens projetés.

Des chaumières suisses, de petits cabinets rustiques, un logement pour les ruches garnies d'abeilles, des allées bien percées et se dirigeant dans tous les sens, procurent à ceux qui parcourent le parc des points de vue très-multipliés.

Au milieu du village, en dehors du château et à sa proximité, on a construit un tournebride, c'est-à-dire, une auberge privilégiée, où les personnes qui viennent en toutes saisons visiter le château, et les princes quand ils y sont, trouvent en arrivant un gîte propre et commode, où l'on n'a pas l'habitude de rançonner les voyageurs.

Les bois de l'ancien duché de Montpensier appartenaient à la maison d'Orléans. Avant de monter sur le trône, le duc d'Orléans d'alors avait acheté plusieurs parties considérables de bois, soit dans le département du Puy-de-Dôme, soit dans celui de l'Allier; il avait l'intention d'échanger avec sa sœur ces nouvelles acquisitions contre la portion qu'avait cette dernière dans d'autres propriétés indivises; au moment où cet arrangement allait se terminer, 1830 est arrivé. Le duc d'Orléans est devenu roi des Fran-

6

çais; et comme il existe une loi qui veut que toutes les propriétés du roi qui monte sur le trône deviennent propriétés de la couronne, pendant qu'il n'était que lieutenant-général, il a donné aux princes ses enfans toutes ses propriétés. Ces princes étant mineurs, l'échange a été renvoyé à d'autres temps.

Les bois qui dépendent de la propriété de Randan, joints à ceux dépendans de l'ancien duché de Montpensier et aux acquisitions faites par le duc d'Orléans avant 1830, sont d'une étendue de 4,000 hectares.

Ces bois sont coupés dans tous les sens par des routes bien tracées et bien entretenues : les unes sont parcourues par le public; telles sont celles de Randan à Vichy, l'une par Vaissé et Beauvezet, l'autre par Hauterive et Pragoulin ; telle est la route de Randan à Aigueperse, celle de Randan à Puy-Guillaume, celle de Vaisse à Effiat, en suivant une ancienne voie romaine, et beaucoup d'autres, conduisant de Randan à d'autre localités moins importantes, mais toutes remplaçant des chemins impraticables une grande partie de l'année.

La route de Vaisse à Effiat avait été déjà un peu restaurée par le maréchal d'Effiat qui, voulant se rendre commodément à Vichy, fit un peu élargir une ancienne voie romaine qui existait de son village à Vichy; il appartenait à S. A. R. d'en faire une grande route très-commode aux voitures qui la suivent. Cette route traverse une grande étendue des bois dépendans de Randan. Lors de cette dernière restauration, on a encore trouvé des parties de l'ancienne voie romaine; un peu à gauche, en allant à Aigueperse, près d'un poteau indicateur, on aperçoit sur la lisière du bois un poirier que les gens du pays appellent, par tradition, *poirier de César*. L'existence de cette route doit faire présumer que l'ancien pont sur l'Allier a été construit par ce conquérant, afin de lier cette route avec celle dont on a retrouvé des traces près Vichy, et dont j'ai parlé dans son temps.

La princesse a créé à Randan une école gratuite d'enseignement mutuel pour les garçons, et une classe du soir pour les adultes, afin que leur école ne trouble en rien leurs travaux journaliers: une pareille école a été aussi créée pour les petites filles, plus une autre, où elles apprennent à faire la dentelle.

Elle a répandu aussi un bienfait de ce genre dans la commune de Vaisse. Tous les garçons et enfans du village vont apprendre à lire, écrire et compter dans une école mutuelle créée par S. A. R. Nous espérons tous, habitans du pays, que cette méthode s'étendra, et répandra quelques lumières dans une classe où l'ignorance peut devenir la mère de beaucoup de vices qu'un gouvernement paternel doit chercher à éteindre.

Son Altesse Royale fait distribuer à domicile des médicamens et des secours gratuits aux pauvres malades ; elle habille, tous les hivers, les vieillards des deux sexes, et fait faire de grandes distributions de bois pendant la rigueur de la saison. Aussi les malheureux la regardent-ils comme une providence que le ciel leur a envoyée, et dont ils apprécient tous les jours les bienfaits.

Quand elle vient visiter la terre de Randan, elle aime beaucoup à connaître quelles sont les personnes qui sont venues voir le château ; elle a paru désirer que tous les étrangers visiteurs inscrivissent leurs noms sur un registre à ce destiné, et placé dans le salon d'entrée. La proximité de Vichy, lui fait lire des noms d'habitans de plusieurs parties du monde. En 1832, le nom d'un ex-boyard de Moldavie était placé à côté de celui d'un médecin de New-York.

TROISIÈME LETTRE.

GÉNÉRALITÉS SUR LES EAUX MINÉRALES, ÉTABLISSEMENS DE VICHY, SOURCES.

CHAPITRE PREMIER.

GÉNÉRALITÉS SUR LES EAUX THERMO-MINÉRALES DE VICHY.

La découverte des sources d'eaux minérales, et des modifications que leur application apporte à notre économie, comme agent thérapeutique, a été, dans les temps les plus reculés, le plus souvent due au hasard. Leurs propriétés physiques, qui établissaient seules à cette époque une différence tranchée entre elles et l'eau ordinaire, ont dû fixer l'attention de ceux qui les rencontroient. Je dis leurs propriétés physiques seules, parce que, dans ces temps reculés, les moyens d'analyse et de décomposition n'existant pas, leurs propriétés chimiques devaient être ignorées. Ainsi, la vapeur qui s'élevait de l'endroit où était la source, la saveur de l'eau, l'odeur qu'elle répandait dans son alentour, les dépôts de nature différente qu'elle laissait sur son passage, indiquaient, soit à l'homme, soit aux aminaux, l'existance d'une eau extraordinaire, et qui différait entièrement de celle qui était à son usage journalier. Quelques gorgées de cette eau avalée, quelques plaies lavées, quelques bains pris à cause de leur température élevée, l'instinct qui faisait rechercher particulièrement les eaux salines aux animaux, afin d'aiguiser leur appétit, quelques purgations provoquées par leur usage, une augmation dans la sécrétion urinaire, etc., ont dû produire de l'étonnement sur ceux qui pouvaient observer ces résultats. Ceux qui y avaient éprouvé déjà une amélioration sensible y sont revenus, les maux qu'ils éprouvaient ont diminué ou cessé tout à fait, et dès lors la réputation de ces eaux s'est étendue ; car celui qu'un remède guérit persuade facilement ses semblables de son efficacité.

Comme dans ces temps d'ignorance on ne pouvait se rendre compte des guérisons qu'on obtenait, on regarda ces sources bienfaisantes comme un présent des cieux ; la superstition, s'emparant de cette idée, plaça chaque source sous la protection de quelque divinité : il fallut nécessairement un intermédiaire entre cette divinité et les hommes. Les personnes influentes de ces temps-là s'y interposèrent ; chaque source eut son protecteur ou son saint; chaque saint ses couvens. Et de là les moines, placés comme ministres dispensateurs des bienfaits de la source sanctifiée par eux, administrèrent ce remède d'après leur science. Les propriétés merveilleuses de chaque source s'accrurent encore sous ce patronage; l'influence divine répandue sur elle fut prônée, et par suite vendue. Le nombre des malades s'augmenta, celui des succès se grossit, et les eaux minérales finirent par faire des miracles; leurs distributeurs parlèrent à l'imagination crédule des malades, et du moment où l'on parle à l'imagination de choses imaginaires, on peut aller loin.

Peu à peu les connaissances se sont accrues; des villes se sont bâties dans les lieux où on voyait sourdre des eaux minérales, de nombreux étrangers venaient chaque année y chercher la santé, des établissemens spéciaux se sont formés; la science a fait des progrès, des observations ont été recueillies, des faits ont été constatés, une direction plus salutaire a été suivie, la matière médicale a rangé parmi ses agens thérapeutiques, les eaux minérales; des gens de l'art les ont fait connaître mieux qu'elles ne l'avaient été jusqu'alors; leur effet, leur application sur les organes, ont été appréciés autant que la science le permettait à cette époque; enfin, la superstition, le charlatanisme et l'ignorance ont dû céder aux progrès des connaissances, et on a commencé à faire un pas vers le temps où chaque chose devait être appréciée selon son importance réelle.

L'époque où nous vivons, les connaissances

que nous possédons ont dû prouver qu'il n'y avait rien de surnaturel ni de divin dans l'action des eaux minérales. Cet agent thérapeutique doit être considéré comme un composé de plusieurs substances dont les proportions varient, mais qui n'agit sur l'économie que par les substances dont il est composé, et de la même manière que ces substances agissent ordinairement. Nous ne contredisons point qu'un puissant adjuvant dans la médication, par les eaux minérales prises à la source, se trouve dans les circonstances accessoires; mais il est certain que ces circonstances accessoires ne seront jamais le fond du traitement, elles ne feront qu'aider à la réussite de la médication, que faciliter la guérison qui ne sera réellement due qu'à la base de ce traitement, c'est-à-dire, à l'action de l'eau minérale sur les organes sur lesquels le médecin jugera à propos de porter la médication.

L'usage des eaux minérales a trouvé des détracteurs parmi quelques médecins recommandables; quelques-uns même ont lancé quelques sarcasmes contre leur application. Il n'est pas difficile de réfuter leurs objections à cet égard. Je pense qu'ils n'ont point étudié l'action des eaux minérales, ils ont cru cette étude au-dessous de leurs talens; c'est une spécialité qu'ils n'ont peut-être vue qu'à travers le prisme de la prévention; peut-être le temps n'est pas loin, où les médecins prendront la peine d'étudier pas à pas l'agent thérapeutique qu'ils emploient le plus ordinairement, et n'en dédaigneront aucuns, quand par des observations et des raisonnemens à l'appui, ils en verront l'efficacité prouvée. Les succès ou les revers qu'ils annonceront seront jugés par leurs pairs, et je pense que par ce moyen, la science médicale atteindra à la suite de ces études, des résultats positifs que le temps seul peut mettre à la place des préjugés qui dominent maintenant la plupart des hommes, relativement à une science que peu d'entre eux cultivent.

Les anciens n'avaient pas toutes les ressources que nous avons, pour bien connaître la physiologie de notre économie en général, et celle de chacun de nos organes en particulier. Il est absolument nécessaire à un médecin de savoir comment se comporte un organe dans l'état de santé, pour apprécier son état maladif; il faut qu'il sache parfaitement de quelle manière se fait la fonction dont cet organe est chargé, et les résultats ordinaires de cette fonction, pour connaître les changemens qui peuvent survenir dans un état morbide, soit pendant l'exercice de la fonction, soit dans son résultat. Nos prédécesseurs classaient les eaux minérales suivant les crises supposées ou apparentes que leur application provoquait ; ainsi, elles étaient *rafraîchissantes*, quand ils pensaient qu'elles diminuaient l'effervescence des humeurs, corrigeaient leur acrimonie, etc.; elles étaient *dépuratives*, quand elles purifiaient la masse du sang et des humeurs, qu'elles en séparaient les substances de mauvaise qualité, etc.; *apéritives*, quand leur usage fluidifiait et favorisait la circulation des humeurs visqueuses qui avaient, par l'effet morbide, une tendance à prendre plus de consistance que dans leur état normal; *purgatives*, quand les eaux produisaient des évacuations alvines; *stomachiques*, quand elles augmentaient la force des fibres des viscères devenues trop faibles pour s'acquitter de leurs fonctions; *diaphorétiques* ou *diurétiques*, suivant qu'elles augmentaient l'exhalation de la peau, ou la sécrétion de l'urine; *emménagogues*, lorsqu'elles provoquaient l'écoulement des règles; *hépatiques* ou *pectorales*, lorsqu'elles guérissaient les maladies du foie ou celles de la poitrine, etc.; souvent les mêmes eaux réunissaient plusieurs propriétés; ainsi on voit celles de Vichy être en même temps *apéritives*, *diurétiques*, *diaphorétiques*, *dépuratives*, *toniques*, *céphaliques*, *stomachiques*, et voire même *purgatives*. Certainement tous les résultats des propriétés énoncées ci-dessus, s'obtiennent par l'usage des eaux de Vichy; mais c'est par une seule manière d'agir. Les progrès que la science a faits de nos jours, a mis sur la voie du vrai. J'en renverrai l'explication plus loin.

Soit par leurs propriétés physiques, soit par leurs propriétés chimiques, les eaux de Vichy doivent être rangées parmi les stimulans ; mais comme il y a beaucoup de différence dans l'action des différens stimulans, on doit les ranger dans la classe de ceux qui n'apportent aux organes sur lesquels on les applique, qu'une légère modification de leur état habituel, en ne troublant en rien leurs fonctions, et en ne déterminant aucune sympathie assez forte pour leur nuire, à moins que leur usage soit poussé trop lóin, ou qu'il ne soit pas bien dirigé. L'indication que le médecin croit devoir remplir, en ordonnant leur usage, doit être de produire une médication révulsive. Pour expliquer ma pensée à cet égard, je dois entrer dans quelques explications sur la théorie de l'irritation et de la révulsion, pour être intelligible à mes lecteurs étrangers à la science, et afin qu'ils comprennent quel genre de médication on leur fait suivre, si ce sont des malades soumis à l'influence des eaux minérales, et pour ne pas effaroucher ceux qui, étant déjà sous l'empire d'une irritation chronique ou aiguë, ne peuvent pas s'expliquer comment ils pourraient être soulagés ou guéris par l'application d'un remède stimulant ; j'espère être assez heureux pour détruire leur prévention à cet égard, et leur rendre une tranquillité d'esprit nécessaire à la réussite de ce genre de médication.

Irritation, stimulation.

Les tissus qui composent notre organisation sont soumis à des lois ou propriétés vitales. Ces lois ou propriétés vitales sont la contractilité et la sensibilité. Quelques physiologistes ont pensé que la première de ces propriétés n'était que le résultat de la seconde, en disant qu'elle ne pouvait exister sans elle. Je n'entrerai point dans ces détails qui m'éloigneraient trop de mon sujet. Je reconnaîtrai à nos organes deux propriétés inhérentes à leur organisation; ces deux propriétés seront, comme je l'ai dit plus haut, la sensibilité et la contractilité; tant qu'elles existent dans un de nos organes, il y a vie; dès qu'elles cessent, il y a mort. Pour exister, il faut qu'il y ait stimulation; aussi *Brown* a-t-il dit que la vie ne s'entretenait que par les stimulans. Pour mettre en jeu ses propriétés vitales, chaque organe a donc besoin d'un degré de stimulation nécessaire à l'exécution de la fonction dont il est chargé. Ce degré de stimulation, ou plutôt cette somme de vitalité qui lui est dévolue selon les tissus dont il est formé, doit toujours être uniforme; elle ne peut être augmentée ni diminuée sans porter le trouble dans la fonction que doit remplir l'organe qui la reçoit; et comme toutes les fonctions se lient les unes aux autres, il s'ensuit que, quand une fonction est troublée, toutes s'en ressentent plus ou moins. C'est cette uniformité dans la vitalité des organes, c'est cette régularité dans leur manière de remplir leur fonction, qui constituent l'état de santé; l'effet contraire constitue l'état morbide; et c'est cette connexité plus ou moins grande, soit entre les organes, soit entre leurs fonctions, qui constitue les sympathies, au moyen desquelles l'effet morbide se propage, et dont la médecine a su tirer parti pour détruire ce même effet morbide.

Je distinguerai plusieurs espèces de stimulations; une première, que je nommerai vitale, parce qu'elle donnera à nos organes le degré de vitalité nécessaire pour qu'ils remplissent leurs fonctions, et par conséquent elle sera indispensable à l'entretien de la vie; une seconde, qui ne sera que l'extrême de la première, et que je nommerai morbide, parce qu'elle sera trop forte, et qu'elle rompra l'équilibre des fonctions, et constituera la maladie. Néanmoins l'épithète de morbide ne lui conviendra pas toujours, car elle pourra être employée comme moyen thérapeutique, dans le but de déplacer une stimulation fixée sur un organe important et qui peut jeter un grand trouble dans l'économie. Cette stimulation prendrait alors le nom de stimulation révulsive ou thérapeutique.

Comme cette stimulation révulsive, ou la révulsion, est la principale indication que remplissent les eaux de Vichy, je crois utile de dire ce qu'on entend par révulsion, dans quel cas cette médication doit être employée, et quels sont les organes sur lesquels il importe le plus de la faire porter.

Révulsion.

La révulsion consiste dans l'effet des agens thérapeutiques stimulans, produit sur l'organe sur lequel on les applique, pour faire cesser une irritation morbide dont un autre organe est atteint.

Il n'est pas de praticien qui n'ait observé combien les stimulations morbides auxquelles aussi je donnerai le nom d'irritation, quand elles seront parvenues à ce degré, ont de tendance à se propager aux organes avec lesquels ceux primitivement affectés ont le plus de sympathie; ces irritations sympathiques, développées dans des organes dont la texture et les tissus diffèrent de ceux primitivement affectés, y déterminent des phénomènes qui diffèrent souvent de ceux déterminés dans l'organe, siége primitif de l'irritation. Souvent dans cette oscillation d'irritation, la lésion cesse où elle a commencé, et se porte d'un organe à l'autre, suivant les sympathies qui les lient entr'eux. L'art a voulu profiter de la connaissance de ces phénomènes, et en diriger le résultat de manière à le rendre utile, en choisissant pour lien de transmission ou de révulsion, soit des organes moins importans que ceux affectés, soit des organes qui servent pour ainsi dire d'émonctoires, et par lesquels des évacuations critiques peuvent se manifester et opérer des crises que le médecin aura rendues favorables, en les dirigeant d'une manière convenable.

Hippocrate, avec son talent si sublime d'observation, a renfermé dans un aphorisme la loi physiologique qui preside aux révulsions.

« *Duobus laboribus, non in eodem loco, simul obortis, vehementior obscurat alterum* », a dit ce père de la médecine; et ce résultat d'une observation aussi juste, doit guider le praticien dans l'emploi des agens thérapeutiques qu'il choisit, pour remplir l'indication qu'il juge à propos, afin de ramener les organes souffrans à un état meilleur; mais il ne doit point ignorer qu'avant d'opérer une révulsion qui pourrait souvent devenir fâcheuse, il est des règles de pratique qui servent à guider dans cette médication, et dont le médecin ne doit point s'écarter.

Je vais reproduire les principales qui ont du rapport avec l'application de l'agent thérapeutique que j'étudie; je puiserai les propositions chez les meilleurs auteurs; je les commenterai dans ce qu'elles ont de relatif aux eaux minérales, et je dirai quelles sont les positions les plus avantageuses que je penserai devoir prendre et procurer aux organes, afin que la médication soit suivie de plus de succès. Avant tout, il faut bien se rappeler que j'ai placé les eaux minérales de Vichy parmi les stimulans qui n'apportent aux organes sur lesquels on les applique, que peu de changement dans leur état habituel, et de légères modifications dans le produit de leurs fonctions, et en ne déterminant que les sympathies nécessaires à opérer la révulsion.

Il est des circonstances qui exercent une grande influence sur ce genre de médication; d'abord, l'étendue des surfaces qui reçoivent l'impression destinée à devenir révulsive, la durée de l'action de l'agent thérapeutique, l'intensité de l'irritation artificielle qu'il provoque, la longueur du travail, la déperdition qui suit le mouvement fluxionnaire que l'on a fait naître artificiellement dans l'organe sur lequel il est appliqué, et l'importance de cet organe. On doit presque toujours avoir le soin de faire opérer la crise sur un organe moins important à la vie, que celui qui est le siége de la maladie; on doit diminuer l'irritation qui se borne à une petite étendue, en l'étendant d'une manière insensible sur toute la surface, si c'est un seul point de la muqueuse qui est affecté; car personne ne refusera de croire que, si une somme d'irritation comme six agit d'une manière morbide sur un point de la muqueuse, il devra occasioner une stimulation insensible, si cette irritation comme six est étendue à toute la surface.

Les propositions suivantes sont extraites de

la dissertation sur la révulsion, du docteur Goupil; elles ont toutes rapport à l'état aigu des maladies; et, comme les eaux minérales de Vichy ne sont employées avantageusement que lorsque cet état aigu est passé à l'état chronique, je les ferai suivre de mes réflexions sur l'application de cet agent thérapeutique, dans cette nuance de chronicité qui suit l'état aigu. Ces réflexions serviront de guide pour connaître quels sont les organes malades qui peuvent en être soulagés, et dans quel état de la maladie on doit les appliquer avec le plus de succès.

Ire. « On ne doit jamais employer les révulsifs tant que la phlegmasie que l'on veut combattre est accompagnée de fièvre; car alors, elle est trop intense pour que la stimulation artificielle puisse l'enlever, et les sympathies sont trop actives pour que celle-ci ne tourne pas toute entière au profit de l'organe déjà irrité, parce qu'il est alors très-susceptible de recevoir un surcroît d'irritation. »

Il est vrai qu'employées comme révulsives, les eaux minérales de Vichy ne doivent jamais être appliquées, toutes les fois que la phlegmasie que l'on veut combattre est assez intense pour être accompagnée de fièvre; cependant cette circonstance ne doit point toujours les faire rejeter, à moins que l'altération de l'organe ne soit profonde, parce que le mouvement fébrile n'est pas toujours dû à l'intensité de la phlegmasie. Chez quelques sujets dont les sympathies du cœur sont très-faciles à être réveillées, il existe très-souvent un mouvement frébrile apyrectique qui ne doit point empêcher l'usage des eaux, quoique devant néanmoins fixer toute l'attention du médecin observateur. Il arrive aussi fréquemment que, dans les phlegmasies fébriles automnales et à type périodique, l'usage des eaux minérales est indiqué, et que leur action détruit cette périodicité, en agissant de la même manière que les antipériodiques les plus connus, et, en arrêtant les accès, j'ai observé très-souvent cette manière d'agir.

IIe. « Les irritans révulsifs doivent être bannis » du traitement des inflammations aiguës ; il en » est cependant où leur emploi est indispen- » sable ; mais lorsqu'elles en réclament l'emploi, » il faut leur associer les antiphlogistiques et les » sédatifs sur l'organe irrité, pour les soustraire » aux effets de la réaction. »

Les eaux minérales de Vichy ne sont point indiquées et ne sont jamais employées dans le traitement des inflammations aiguës. Si, sous l'influence du traitement par cet agent thérapeutiques d'une irritation chronique, les symptômes d'acuité reparaissaient, il faudrait sur-le-champ l'abandonner, car la continuation deviendrait très-dangereuse. On devra s'empresser de combattre les nouveaux symptômes par les moyens appropriés, et ne revenir à l'emploi des eaux que lorsque l'acuité sera tout à fait éteinte.

IIIe. « La plupart des inflammations chro-
» niques sont attaquées avec le plus grand avan-
» tage par les révulsifs; mais, avant d'y recourir,
» il faut faire cesser les sympathies qu'elles sus-
» citent dans beaucoup de cas. »

Comme agent révulsif, l'usage des eaux minérales de Vichy est extrêmement favorable dans le traitement des inflammations chroniques du bas-ventre; mais, comme je l'ai dit plus haut, il faut que le degré d'acuité soit tout à fait éteint, autrement la stimulation occasionée par l'impression du liquide minéral, se joindrait à l'irritation morbide existante, et accroîtrait les accidens.

Cet agent thérapeutique bien administré produit presque toujours de très bons effets dans les maladies de l'appareil digestif et ses annexes, soit en modifiant la vitalité de l'organe avec lequel on le met en contact, soit en changeant la nature du produit de la sécrétion des organes sécréteurs.

Les anciens médecins avaient très-bien compris qu'il fallait préparer les organes à recevoir l'impression de cet agent; les préceptes que donne *Frédéric Hoffmann*, pour l'usage des eaux, ne seront point démentis dans beaucoup de points par les hommes instruits du temps présent. On pourra en élaguer tout ce qui tient au défaut de connaissance de l'époque; mais on y reconnaîtra un esprit d'observation très-juste.

« Avant de tenter la cure d'une maladie par
» l'usage des eaux, dit-il, il faut, si le corps est
» chargé de sang et d'humeur, recourir à la
» saignée, afin qu'elles ne rencontrent aucune
» résistance, et nettoyer ensuite les premières
» voies, de peur qu'elles (les eaux) n'entraînent
» avec elles dans le sang, la matière récrémen-
» titielle, ou que celles-ci (les humeurs) n'em-
» pêchent leur effet. » De nos jours les mots seraient changés, parce que les études ont appris à envisager les choses d'une autre manière ; mais le fond du précepte reste toujours, et toujours méritera d'être suivi. Nous dirions, si le malade a une prédominance du système sanguin, il faut diminuer cette prédominance par de larges saignées, soit générales, soit locales; s'il y a des symptômes qui démontrent une trop grande activité dans la sécrétion de la bile, il faut diminuer l'excitation de l'organe sécréteur, dans la crainte que le liquide sécrété ne soit absorbé trop abondamment, et ne remplisse les vaisseaux qui, dans l'état de santé, doivent être remplis d'un autre liquide, etc. Le même médecin ajoute : « Comme
» les purgatifs drastiques détruisent le ton de
» l'estomac et des intestins, il vaut mieux leur
» substituer la manne, la rhubarbe et les sels,
» qui opèrent sans affaiblir les forces. Cette
» évacuation est nécessaire non-seulement au
» commencement de la cure, mais aussi durant
» et après qu'elle est achevée : on ne doit pas les

» boire en trop grande quantité, mais y accou-» tumer l'estomac peu à peu. » Par ces préceptes, *Frédéric Hoffmann* veut que la muqueuse intestinale soit débarrassée de toutes les viscosités que son état maladif y a agglomérées; les purgatifs doux qu'il conseille ne remédieront à cet inconvénient que momentanément; car s'ils entraînent par les selles qu'ils provoquent les viscosités dont est imprégnée la muqueuse, loin de détruire la cause qui a formé ces viscosités, ces médicamens ne feraient que favoriser leur formation; ils agiraient dans un espace de temps trop court pour produire une révulsion favorable à une irritation qui date de long-temps, révulsion qui nécessite une action lente, progressive et long-temps maintenue.

Les paroles du médecin allemand doivent servir de guide aux médecins qui emploient ce genre de médication; ils doivent en profiter en y ajoutant ce que la science a appris jusqu'à ce jour, relativement à la vitalité de nos organes, et ne jamais donner intempestivement un médicament qui peut souvent avoir des suites fâcheuses, quand il est admistré sous l'empire de la routine et des préjugés.

IV°. « Non-seulement les phlegmasies intenses
» ne doivent pas être attaquées par les révulsifs,
» mais il en est de même de celles qui sont très-
» étendues, qui occupent de larges surfaces,
» parce qu'il serait impossible que l'irritation

» artificielle l'emportât sur la première, ou bien,
» elle serait si intense qu'elle constituerait elle-
» même une maladie grave. »

Il faut bien se ressouvenir que lorsque j'ai annoncé que j'allais placer quelques propositions regardant l'action des révulsifs, j'avais tiré ces propositions d'un ouvrage qui ne les appliquait qu'à l'état aigu des maladies, tandis que l'agent thérapeutique dont je parle ne peut être employé avec succès que dans l'état chronique.

Les eaux minérales de Vichy réussissent très-bien, comme révulsives, dans les inflammations chroniques qui occupent le péritoine, quoique cet organe présente une large surface, quand cette inflammation n'est survenue que par la connexion de tissu, ou par les sympathies qui lient cette membrane à l'utérus, lorsque cet organe a souffert, soit dans la gestation, soit dans la parturition. Des faits appréciés à leur juste valeur ont confirmé la bonté de cette médication.

V^e^. « Quand les révulsifs n'ont pas enlevé une
» phlegmasie chronique, on doit persister dans
» leur emploi, et les rendre plus énergiques. »

Cette proposition s'adapte parfaitement aux eaux minérales de Vichy; ce n'est souvent qu'après l'emploi long-temps répété de différens révulsifs que leur inefficacité oblige d'y avoir recours. Leur action seule et long-temps prolongée met entièrement nos organes sous leur influence, soit par leur application directe, soit par leur application indirecte ; sous cette influence il se fait une oscillation de ce liquide ou une dépuration excrémentitielle, si je puis me servir de ces expressions, qui sont presque toujours favorables au malade. Comme je m'étendrai plus loin sur leur mode d'application, j'y renvoie le lecteur.

VIe. « Ce n'est pas seulement aux inflammations que l'on doit opposer la révulsion, mais » aussi à un grand nombre de névroses et aux » irritations hémorrhagiques. »

De nombreuses observations témoignent en faveur des eaux minérales, pour la cure des maladies mentionnées dans cette proposition ; quelques médecins pensent que les névroses doivent être rangées dans les inflammations des organes dont elles ont accru ou perverti la sensibilité, n'importe la place qu'elles occupent dans un cadre nosologique ; celles de l'appareil digestif éprouvent des améliorations sensibles par l'usage de cette médication ; quant aux hémorrhagies intestinales (*mœlena*), quand elles existent à l'état chronique, les eaux sont très-utiles à leur guérison ; mais sous leur influence elles reviennent souvent à leur état d'acuité ; il faut alors combattre ce dernier état avant de se soumettre de nouveau à ce genre de médication.

J'espère m'être assez étendu sur la révulsion, sur l'effet des révulsifs, leur application, pour avoir mis les personnes qui me liront, à même d'apprécier ce genre de médication; je renvoie ailleurs pour groupper les maladies susceptibles de guérison par l'emploi des eaux minérales de Vichy. Je n'en ai pu donner que quelque aperçu, pour appliquer à celle dont je parle les propositions relatives à l'emploi des révulsifs.

J'aurai rempli mon but, si j'ai pu détruire quelques préjugés des malades qui pensent qu'on ne peut pas guérir une irritation par des stimulans, si j'ai pu leur inspirer un peu de confiance dans un agent thérapeutique, dont j'ai étudié les effets sur tous les organes, et qui est un puissant moyen de guérison, lorsqu'il est appliqué convenablement, et que l'on met à profit, comme adjuvans, tous les moyens accessoires favorables, que présentent les nombreuses réunions qui se donnent pour ainsi dire rendez-vous dans les lieux que la nature a doués d'un moyen si puissant, et où le gouvernement n'a rien négligé pour rendre le séjour agréable aux nombreux étrangers malades, qui viennent y chercher un soulagement à leurs maux.

CHAPITRE II.

HISTORIQUE DE L'ÉTABLISSEMENT ANCIEN ET NOUVEAU,

Etablissement et état des sources avant 1785.

L'ÉTABLISSEMENT thermal de Vichy a plusieurs fois changé de forme.

Avant le séjour, en 1785, de mesdames Adélaïde et Victoire de France, tantes du roi alors régnant, il ne consistait que dans ce qu'on appelait le bâtiment ou la maison du roi; ce bâtiment renfermait quelques divisions pour les bains, les douches et les étuves; ce dernier moyen était très-négligé, aujourd'hui il est tout à fait abandonné. Je crois que cet abandon est une faute, car on peut en retirer de très-grands avantages, vu le degré de chaleur des eaux. Sur la principale porte du bâtiment était gravée dans la pierre l'inscription suivante :

Leva te, et porta grabatum.

Elle avait rapport aux nombreuses guérisons opérées par l'effet des eaux que le bâtiment renfermait. Ces bains et ces douches étaient alimentés par deux sources placées, l'une à l'Est, et l'autre à l'Ouest du bâtiment existant alors; cette dernière était appelée Fontaine des

Capucins; c'est le puits carré qui se trouve aujourd'hui au milieu de l'extrémité Nord de la grande galerie de communication, entre les dix colonnes placées à cette extrémité; elle était renfermée dans un bâtiment particulier du côté du couvent. Le puits qui la contenait, dont l'embouchure était au niveau du sol, avait environ six pieds carrés et un peu moins de profondeur. « C'est, dit M. de Lassone, une des » plus riches sources qui existent dans tout le » royaume ; les bouillons qui sourdent de tous » côtés, sont merveilleux par leur abondance et » leur impétuosité : on prendrait ce grand ré- » servoir pour une vaste chaudière, dont toute » l'eau serait dans la plus grande effervescence ».

Au-dessus du puits on avait incrusté dans le mur une pierre portant ce distique latin :

Spumantes inter fluctus undasque patentes,
Quàm benè tam salubris stat medicina tibi.

Il y avait près de cette source une chambre destinée à loger le fermier des eaux, qui devait, entre autres charges de son bail, avoir deux lits à la disposition des pauvres qui se douchaient; c'était une clause expresse du bail qu'on lui avait consenti.

Hors l'enceinte, et à l'Est du bâtiment du roi, se trouvait renfermée dans un bassin octogone d'environ cinq pieds de diamètre et de profondeur, et élevée d'un pied au-dessus de la surface de la terre par une enceinte de pierre, une seconde

source, qui était recouverte par une grille en fer, et qui avait été mise à l'abri des intempéries de l'air par un grand pavillon soutenu par six colonnes en pierre de Volvic; c'est la grande grille actuelle. L'eau jaillissait du fond et du milieu du puits avec un bouillonnement très-considérable. Après avoir fait vider le bassin pour examiner la source, M. de Lassone a observé que « ces bouillons jaillissaient perpendi-
» culairement environ à un pied, quelquefois
» plus, au-dessus de la terre d'où ils paraissaient
» s'élever. » Cette source alimentait une partie des bains et des douches pratiqués dans le bâtiment du roi. Ce bassin a été reconstruit plus élevé; on a seulement supprimé et le pavillon et les colonnes qui le soutenaient, comme inutiles, vu sa position sous la galerie nord du bâtiment actuel. Sur le fronton du pavillon était écrit, gravé dans une pierre :

Spiritus Domini ferebatur super aquas.

Adossée au bâtiment du roi, à son aspect nord, se trouvait la petite grille ou fontaine Chomel, appelée ainsi parce qu'un ancien médecin, inspecteur des eaux de Vichy, qui portait ce nom, l'avait fait reconstruire, et y avait fait placer une inscription sur un marbre qui a été détruit. C'était, comme il l'est aujourd'hui, un puits carré d'environ deux pieds de diamètre et de cinq à six de profondeur; il était recouvert d'un petit pavillon soutenu par deux colonnes; aujourd'hui cette source se trouve presque au milieu de la galerie nord et adossée au mur commun du grand bâtiment. C'est ce qu'on appelle le petit puits.

Toujours dans les environs du bâtiment du roi, il existait une quatrième source découverte, isolée, exposée aux intempéries de l'air, et que l'on a réunie au puits carré par des conduits de communication. Quand M. de Lassone, en 1750, analysa les eaux de Vichy, cette source n'était qu'une mare minéralisée, dont l'eau presque toujours boueuse servait à laver les jambes des chevaux malades. Cette mare entretenue par plusieurs filets d'eau minérale à différente température, que l'on voyait sourdre à peu de distance les uns des autres, avait été renfermée dans un parallélogramme de cinq pieds de large sur quatorze de long, auquel on avait donné le nom de *Fontaine des laveuses*, parce qu'on venait y récurer les ustensiles de cuisine et autres objets. Cette source a été détruite, et l'eau qu'elle fournissait a été réunie, comme je l'ai dit plus haut, au grand puits carré. Les constructions qui la renfermaient ont servi à faire l'aquéduc qui sert de déversoir au trop plein des autres fontaines, et qui règne sous la galerie nord de l'établissement actuel.

Sur le chemin qui conduit des sources à Cusset, il existait plusieurs petits filets d'eau minérale que l'on avait réunis dans l'encognure d'un bâtiment particulier, et dont on faisait usage pour les maladies de la peau, d'où cette source avait tiré le nom de *Fontaine des galeux*. Aujourd'hui on l'a divisée en deux, que l'on a renfermées dans deux bassins en forme de tour, et qui sont hermétiquement clos.

Près d'une des portes de la ville, celle appelée porte de France, tout à fait en face de l'hospice, se trouve une source appelée le *Gros-Boulet*, parce qu'elle présentait un jet extrêmement fort; elle était renfermée dans un bassin d'environ trois pieds de largeur, et recouverte d'une grille en fer; l'eau jaillissait au milieu par un jet très-volumineux. A côté d'un des angles de ce bassin, il y avait une autre source qui s'élevait à quelques pouces au-dessus du sol, et de là allait se perdre après s'être confondue avec l'eau qui sortait du bassin, dans la rivière d'Allier qui n'en était pas très-éloignée. Cette fontaine était entourée de plusieurs petits jardins appartenans à différens propriétaires; à l'angle d'un de ces jardins, et très-près de la source, il existait un ormeau qui, si l'on en croit les ouï-dires des anciens, avait été planté sous le règne d'Henri IV. C'était le Sully de la ville; ses branches qui s'étendaient beaucoup formaient un ombrage spacieux que les enfans de la ville recherchaient beaucoup pour se livrer à leurs jeux; c'était leur rendez-vous journalier. Cet arbre a été détruit, ainsi que les jardins, pour embellir la place Rosalie qui entoure la fontaine actuelle.

La septième source que possède Vichy est la source dite des Célestins. En parcourant les vieux titres, auxquels j'ai emprunté tous les détails que j'ai donnés sur ce monastère, j'ai été étonné de ne voir nulle part faire mention de la source d'eau minérale que l'on voit sourdre au dessous de l'immense roc, sur lequel est placé le reste des nombreuses constructions de ce monastère. Cependant elle existait alors; on avait même fait des travaux comme aux autres sources; on l'avait recouverte avec des barreaux de fer, ainsi que le constate un fait rapporté par *Jean Banc*, médecin à Moulins en 1605. Ces traces existent encore aujourd'hui, et ce qui est arrivé à ce médecin est arrivé à M. *Darcet*, comme je le dirai par la suite.

Voici ce que rapporte cet auteur en parlant des sources de Vichy.

« Il y a très-grande évidence que les bains de » Vichy (source grand puits) soient assez anciens » entre les modernes; pour le moins, puis-je » dire que je n'ai jamais reconnu une si opu- » lente, d'un seul bouillon, que celle-là; c'est la » moindre mignardée d'art et d'adjenument que » j'aie jamais vue en France; mais c'est merveille » qu'elle peut fournir elle seule, autant d'eau » que pourraient plusieurs autres que celles de » Bourbon; je n'ai jamais sçu rien apprendre

» des habitans du lieu, de l'ancienneté, de l'ori-
» gine de ces bains ; je n'en trouve point de plus
» exprès et apparens vestiges de l'antiquité, de
» vieil emploi, en pareille source, que de celles-
» là qui sont sur les bords de la rivière d'Allier,
» à côté et plus bas du couvent des Célestins, sur
» le pendant d'un assez grand roc, dans lequel
» en remuant quelques terres qui s'estoient at-
» tachées au-dessus, on a découvert des degrés
» taillés dans ledit roc pour y descendre, et il
» se trouve encore dans ledit roc des trous qui
» marquent qu'il y a eu autrefois des barreaux
» de fer fort gros. »

Ainsi, les traces de ces barreaux de fer, le rocher taillé en forme demi-circulaire, supérieurement et inférieurement, l'espèce de vase par les fissures duquel sort une source, forme qui est bien sûrement due au ciseau; tout indique qu'anciennement cette source était en usage pour les malades.

On voyait sourdre près de cette source beaucoup d'autres petits filets, dont le plus fort avait été encaissé pour conserver assez d'eau pour l'usage des buveurs; le filet étant très-petit, et ne pouvant suffire, il a fallu faire un réservoir.

Les abords de cette fontaine étaient très-difficiles; on ne pouvait y aller que par un petit sentier très-étroit, taillé dans le roc qui existe encore aujourd'hui, et qui n'était pas très-sûr dans les débordemens de la rivière qui baignait le pied du rocher : on y allait alors en bateau. Un peu en descendant, proche une ancienne tour de fortification transformée aujourd'hui en colombier, et toujours en suivant la même ligne de rocher, on voit une rainure assez profonde pratiquée dans une partie du roc par l'écoulement d'une ancienne source ; depuis très-long-temps cet écoulement a cessé ; mais la trace en est trop évidente pour qu'on puisse en douter.

Tel était l'état de l'établissement thermal, et des sources d'eaux minérales de Vichy avant 1785.

De mauvaises auberges recevaient les malades accoutumés au luxe et à l'aisance des grandes villes; point de promenades entretenues, si ce n'était celle de l'enclos des Capucins.

L'efficacité des eaux reconnue dans le traitement des maladies, et la nature, la simple nature, attiraient seules, dans ces temps-là, les étrangers dans le pays ; nulle part, à la vérité, elle ne pouvait être plus belle, car si l'ouvrage des hommes a changé les constructions, le site du pays, l'air doux qu'on y respire, les rivières et ruisseaux qui le fertilisent, ont toujours existé et existeront toujours. Les hommes ne feront qu'en rendre la jouissance plus commode, et plus à la portée de tout le monde.

1785 à 1815.

En 1785, mesdames Adélaïde et Victoire de France, tantes du roi alors régnant, vinrent à Vichy, afin de rétablir leur santé délabrée. Voyant la mauvaise tenue des bains, et le peu de facilité qu'avaient les étrangers qui venaient d'aussi loin chercher un remède à leurs maux, à se procurer tous les soins hygiéniques nécessaires à leur rétablissement, ces dames sentant la nécessité d'obvier le plus promptement possible à ces graves inconvéniens, résolurent de faire construire un établissement qui pût répondre à l'utilité de l'emploi des sources, et où les malades pourraient se procurer tous les soins nécessaires au rétablissement de leur santé. Elles décidèrent qu'un bâtiment nouveau serait construit à la place de l'ancien. L'architecte M. *Janson* fit entrer dans son plan, une galerie couverte, afin que les nombreux buveurs d'eau fussent abrités dans l'exercice qu'ils devaient prendre pour faciliter la digestion des eaux qu'ils buvaient.

Au côté sud de cette galerie, l'architecte adossa un bâtiment divisé en deux parties égales, l'une destinée aux hommes et l'autre aux femmes, dans lesquelles on pénétrait par deux portes placées au fond d'un grand vestibule qui en fermait la principale entrée et servait de vestiaire.

Chacune de ces parties avait une petite cour

entourée de galeries, au fond desquelles se trouvaient quelques cabinets de bains et deux douches, dans lesquels conduisait un escalier en colimaçon. L'insuffisance de ces cabinets pour le service d'un aussi grand nombre d'étrangers, avait nécessité le placement de plusieurs baignoires dans chacun d'iceux; ce qui déplaisait souvent à beaucoup de personnes qui voulaient être seules. L'eau destinée aux bains était amenée dans ces cabinets au moyen de tuyaux en plomb. Les douches étaient placées très-près de la principale source, de manière que l'eau ne perdait aucun degré de chaleur pour arriver sur le malade.

Il y avait aussi deux étuves pour réchauffer les linges nécessaires au baigneur sortant de son bain.

Au côté nord de cet édifice, était construite la galerie dont j'ai parlé (elle subsiste encore; on a fait entrer sa construction dans le plan nouveau). Dans le pavage on remarque plusieurs soupiraux qui servent d'entrée à ceux qui sont chargés de nettoyer l'aquéduc de décharge, et qui occupe l'ancien emplacement de la fontaine des Laveuses : au-dessus de la partie moyenne de la galerie, on avait construit un petit salon de réunion ; on y montait par un escalier assez hardi et de forme demi-circulaire, qui se trouvait placé dans l'enfoncement pratiqué dans le mur du côté nord de l'établissement, et où se trouvait placée la source d'eau minérale qui alimentait les bains et les douches, de manière que cet escalier faisait en s'élevant le tour de ce réservoir.

Toute la partie des bâtimens contre lesquels était adossée la galerie nord a disparu et a fait place au nouveau bâtiment existant aujourd'hui, et qui passe pour un des beaux établissemens dans ce genre que la France possède.

Napoléon, dans la grande mais funeste guerre de Russie, n'avait point oublié les établissemens publics; un décret, daté de Cumbimen, dota le pays d'une assez forte somme qui servit à acheter des maisons qui gênaient les alentours de l'établissement, et des terrains qui avoisinaient, dans lesquels on planta une superbe allée de platanes, comme devant servir de noyau au joli parc que l'on a planté depuis pour servir de promenades aux buveurs dans les beaux jours.

Ce parc ou jardin sert, pour ainsi dire, d'avant-cour à l'établissement des bains, et de jonction avec l'annexe alimentée par la source de l'hospice, dont je parlerai bientôt.

De 1815 *à nos jours.*

Les événemens politiques amenèrent en France la restauration, et avec elle la paix. Sous l'influence de cette dernière, les établissemens sanitaires et publics prirent un accroissement considérable. La pensée du gouvernement s'y porta; celle des capitalistes vint s'y joindre, quand ils y virent un moyen presque assuré d'une heureuse spéculation.

Le nombre des malades qui se rendaient à Vichy s'accroissait tous les jours : il en venait de toutes les parties de l'Europe ; la présence de S. A. R. Madame la Dauphine attirait un grand concours d'étrangers; outre les malades, les gens riches venaient dans le pays passer une partie de la belle saison.

L'insuffisance de la localité fut remarquée par cette princesse ; elle manifesta le désir de voir l'établissement thermal augmenté, et promit de contribuer à cette dépense sur ses propres fonds. L'autorité supérieure, convaincue des besoins de cet établissement à cause de son importance, ordonna qu'un projet d'agrandissement lui fût soumis pour en arrêter les bases.

Parmi les divers projets qui furent alors présentés, celui de M. *Rose-Beauvais*, architecte, fut accepté ; après quelques modifications demandées par la commission des batimens civils, les plans arrêtés ont été exécutés suivant les détails ci-après.

Etablissement thermal. L'établissement thermal de Vichy, se compose, au rez de chaussée, de la galerie ancienne placée à son côté nord, d'une autre galerie nouvelle placée à son côté sud, et faisant face au jardin, d'une galerie de communication entre ces deux promenoirs, de deux grands escaliers pour arriver aux appartemens du premier étage, de deux petits escaliers particuliers pour communiquer aux greniers, de plusieurs galeries de service, de deux grands réservoirs d'eau minérale, de quatre cabinets de douches, précédés de leurs cabinets de bains, de soixante-douze cabinets de bains à une seule baignoire, de quatre étuves servant à chauffer le linge nécessaire au service des bains, de quatre chaudières, de deux magasins de bouteilles, de deux magasins de bois, de deux lavoirs, de quatre cours, sur lesquelles ont vue les cabinets de bains, et au milieu desquelles se trouvent quatre bassins d'eau douce servant de réservoir à l'usage des bains qui ont besoin d'être mitigés avec l'eau minérale, et enfin de quatre cabinets d'aisance, à l'usage des malades.

Le premier étage du corps de bâtiment à l'aspect sud, faisant face au parc, est composé d'une anti-salle, d'un salon, d'une salle de jeu, d'une salle de lecture, d'une salle de billard, d'une grande salle de danse ou de réunion, de deux cabinets de rafraîchissemens; celui restant à faire du corps de bâtiment à l'aspect nord, au-dessous duquel est l'ancienne galerie, doit être composé d'un logement pour le concierge, d'une salle pour la lingerie, d'un vaste corridor, d'une salle d'attente pour les malades, d'un cabinet de consultations, et du logement de l'inspecteur.

Les greniers de ces deux corps de bâtimens, ainsi que ceux au-dessus des galeries de service et des cabinets de bains, servent de séchoirs ; on y parvient par deux petits escaliers placés dans les deux lavoirs.

Cet établissement tel qu'il vient d'être détaillé, occupe un parallélogramme rectangle ayant cinquante-sept mètres sur soixante-seize.

Au premier aperçu, cet édifice peut paraître d'une étendue considérable, mais sachant qu'à Vichy les malades ont besoin non-seulement des bains et des douches, mais encore de faire usage de la promenade pendant les momens qu'ils boivent les eaux, pour faciliter la digestion de ces eaux souvent difficile, les deux grandes galeries sont d'une absolue nécessité, lorsque le temps ne permet pas de se promener au dehors ; pour la commodité des buveurs, toutes les choses d'absolue nécessité dans le traitement ont été placées au rez de chaussée ; les moyens accessoires et d'agrément se trouvent au premier étage.

La grande galerie faisant partie de l'ancien bâtiment, a seule été conservée des anciennes constructions. Le grand escalier demi-circulaire a été détruit pour aller dans la galerie de communication ; de cette galerie on va à couvert dans toutes les galeries de service et de promenades, et dans les cours qui sont entourées de tous les cabinets de bains.

Bâtiment principal, galerie du Midi, côté du

jardin. Ce bâtiment a cinquante-sept mètres de longueur, sur dix mètres de largeur et onze mètres quatre-vingts centimètres de hauteur, du niveau du sol au sommet de la corniche; laquelle corniche est surmontée d'un attique faisant le pourtour des bâtimens.

Il renferme au rez de chaussée un vaste promenoir et deux salles d'attente pour les buveurs, qui sont ouverts sur la façade par dix-neuf arcades, deux grands escaliers en face l'un de l'autre conduisant au premier étage, deux magasins de bois sous lesdits escaliers, deux lavoirs, et deux petits escaliers pour monter aux séchoirs et au premier étage des appartemens ci-dessus désignés.

Galerie de communication. Cette galerie joignant les deux promenoirs, a cinquante-cinq mètres soixante centimètres de longueur, sur six mètres soixante centimètres de largeur et cinq mètres trente-deux centimètres de hauteur, du niveau des cours au sommet de la corniche. Elle est éclairée dans sa longueur par douze arcades qui ont vue directe sur les cours, et à ses deux extrémités par les six arcades des deux promenoirs qui lui correspondent; de cette galerie on pénètre par six portes dans les galeries de service qui longent les cabinets de bains; à l'extrémité nord de la galerie de communication on voit entre les colonnes qui en forment l'entrée, le puits carré qui alimente et les bains et les douches.

Bâtiment principal, galerie du Nord. Ce bâtiment qui renferme actuellement l'ancienne galerie avec les différentes sources d'eau minérale, a cinquante-sept mètres de longueur sur dix mètres de largeur; la hauteur sera aussi de onze mètres quatre-vingt-cinq centimètres, à partir du niveau du sol jusqu'au sommet de la corniche. Il renferme au rez de chaussée, derrière le grand promenoir actuel, deux vastes réservoirs d'eau minérale, contenant ensemble 54,390 pintes d'eau, et deux emplacemens destinés à emballer les bouteilles d'eau minérale dans les caisses pour les emporter.

Le premier étage, devant contenir les appartemens dont on a déjà parlé, n'est point encore terminé; le salon seul de l'ancien établissement subsiste; l'escalier demi-circulaire qui y conduisait a été détruit, comme je l'ai déjà dit.

Bâtimens des bains. Chaque bâtiment de bains a en façade latérale cinquante-cinq mètres soixante centimètres de longueur, et sept mètres trente centimètres de largeur; la hauteur, du côte de la cour, est de cinq mètres trente-deux centimètres du sol au sommet de la corniche, et du côté de la rue, de six mètres vingt-cinq centimètres; chacun de ces bâtimens se prolonge en retour d'équerre le long des deux principaux corps de bâtimens, jusqu'à la galerie de communication : ils ne contiennent qu'un rang de cabinets avec une galerie de service; savoir, du côté de la rue, onze cabinets de bains, deux grands cabinets pour les chaudières et deux magasins pour les bouteilles, et du côté des cours onze cabinets de bains et deux douches.

Dans le milieu de chaque bâtiment latéral, et en retour d'équerre jusqu'à la galerie de communication, il a été établi un autre bâtiment de bains qui a dix mètres vingt centimètres de largeur, et seize mètres dix centimètres de longueur; la hauteur est la même que celle des bâtimens de bains ci-dessus désignés. Il contient deux rangs de cabinets, séparés par une galerie de service qui est en face de la porte d'entrée latérale. Ces deux rangs ont chacun sept cabinets de bains qui ont vue sur chaque cour; en sorte que, d'après la disposition de ces bâtimens de bains et de la galerie de communication, chaque cour sera carrée et formera une surface de deux cent cinquante-neuf mètres vingt-un centimètres, y compris l'espace occupé par chaque réservoir d'eau douce, placé au milieu desdites cours.

Les galeries de service ont trois mètres de largeur dans œuvre, et quatre mètres cinquante centimètres de hauteur, depuis le pavé en pierre de Volvic jusqu'au-dessous de la voûte qui est en plein ceintre.

Chaque cabinet a deux mètres soixante-quinze centimètres de longueur, sur deux mètres vingt-cinq centimètres de largeur dans œuvre, et la même hauteur que les galeries de service. Ils sont garnis chacun d'une baignoire en bois (1), d'une table, deux chaises, d'un porte-manteau, des tire-bottes, d'un chausse-pied et d'une brosse; on place devant la baignoire des plaques de liége pour que le baigneur, en sortant de l'eau, ne soit point obligé de mettre le pied par terre; dans les cabinets de douches, il existe un plancher mobile en forme de lit de camp, sur lequel le malade s'étend pour recevoir la douche sur la partie malade. Le jet de cette douche est mitigé, selon les besoins, par des pommes d'arrosoirs ou de longs tuyaux, afin que la secousse que le malade reçoit par la chute de l'eau ne soit point trop forte.

On a pratiqué, dans la partie la plus élevée, des cabinets de douches, des cheminées d'appel, afin d'entretenir un courant d'air pour faciliter la sortie de la vapeur dans la crainte qu'elle n'incommode le malade.

Parc. A l'aspect sud de l'établissement thermal que possède Vichy, se trouve placée une vaste promenade percée de plusieurs allées qui ont différentes directions, et qui servent aux étrangers, soit le matin pour se livrer à la promenade, soit pour jouir de l'ombrage des beaux cicomores qui empêchent les rayons du soleil de

(1) On se sert dans l'établissement de baignoires en bois, parce que l'eau minérale altère et détruit promptement les baignoires en métal.

pénétrer jusqu'aux promeneurs ; l'allée du milieu qui se contourne pour entourer un beau jet d'eau placé à son centre, sert de communication au grand établissement avec une annexe que l'on a construite près l'hospice, et qui est alimentée par la source placée devant la maison.

Bains de l'Hospice. En 1819, lors de la création de la place Rosalie, due à la munificence de Mme la duchesse de Mouchy, on a construit comme annexe du principal établissement, plusieurs bains dans une partie du jardin de l'hospice, que cette administration a cédée au gouvernement.

Ces constructions présentent une ligne de plusieurs croisées, dont les deux plus rapprochées de la ville servent à éclairer un salon d'attente qui se trouve placé à droite en entrant dans le petit établissement ; à gauche on voit un corridor qui sépare deux rangées de cabinets, dont les croisées donnent d'un côté sur la place Rosalie, et de l'autre sur un petit jardin, bosquet extrêmement joli. Au-dessous desdits cabinets de bains, sont placées les douches ; on y arrive par un escalier en pente douce, en partie taillé dans le roc et ombragé par les arbres du jardin. Ce jardin orné de fleurs offre un lieu de repos au buveur fatigué. Cette annexe possède une chaudière pour chauffer l'eau douce, une étuve pour chauffer le linge, et un lavoir.

Chronologie des inspecteurs de Vichy. Henri IV, qui avait pris le jour et passé sa jeunesse dans les

Pyrénées, pays fertile en eaux minérales, s'était aperçu des abus qui se glissaient dans l'emploi de ce genre de médicament. Pour les diminuer et les détruire, si la chose était facile, il résolut de nommer des hommes de l'art pour veiller à cet emploi qui pouvait devenir très-nuisible. A cet effet, par édit et lettres patentes du mois de mai 1603, il créa des intendans dans les établissemens d'eaux minérales; il en confia l'intendance générale à son premier médecin, qui fut spécialement chargé de nommer à ces places.

La nomination d'intendant des eaux de Vichy, la plus ancienne que j'aie pu découvrir, est de 1672. C'est celle du docteur Antoine Griffet, qui fut pourvu de l'intendance des eaux de Vichy, en même temps que de celles de Néris, Hauterive, Bourbon et St-Pardoux; de manière que ce médecin dirigeait les malades qui venaient demander du soulagement aux eaux thermales de ces cinq pays différens. Je laisse à juger des soins qu'il pouvait apporter à leurs maladies. La seconde est celle de Claude Fouet, qui a laissé un ouvrage sur les eaux de Vichy, elle date de 1698. Le docteur Chomel, en 1716; il a écrit un traité sur les eaux de Vichy en 1734. Le docteur Chapus, en 1745. Le docteur Tardy, en 1765. Le docteur Giraud, en 1784. Le docteur Rabusson, en 1790; enfin le docteur Lucas, en 1802.

Ce dernier, dans une notice médicale qu'il a mise à la fin de l'ouvrage que M. Longchamp a publié sur l'analyse chimique des eaux de Vichy, a promis de faire connaître le résultat de sa longue pratique, et de publier ses observations sur l'emploi médical des eaux qu'il dirige. Ce sera, je crois, un livre précieux que le public médical doit attendre avec impatience.

Le service médical de l'établissement de Vichy se compose d'un médecin-inspecteur et d'un médecin-adjoint.

Celui des bains est fait par un baigneur chef et par des aides de l'un et de l'autre sexe, en aussi grande quantité que le service l'exige.

CHAPITRE III.

SOURCES ET FONTAINES. CARACTÈRES PHYSIQUE ET CHIMIQUE DES EAUX.

Sources d'eau minérale.

SEPT sources d'eau minérale forment la richesse du pays. Ces sources sont le puits Carré, le puits Chomel, la Grande-Grille, les deux fontaines des Acacias, la fontaine de l'Hôpital et celle des Célestins.

Puits Carré. Malgré les nombreux changemens qu'ont éprouvés les constructions qui ont été faites pour tirer un parti plus avantageux des eaux fournies par cette source, elle a toujours occupé la même place : c'est sa position qui a toujours déterminé les constructions que l'on a faites.

Avant 1785, elle était renfermée comme toutes les autres dans un bassin carré, recouvert d'une grille de fer; placée, à cette époque, à un angle du bâtiment du roi, elle alimentait, conjointement avec la source de la Grande-Grille, les cabinets de bains et de douches que ce bâtiment renfermait. M. de Lassone dit que jamais il n'a vu une source aussi abondante dans le royaume.

En 1785, lors de l'exécution du plan sollicité par Mesdames Adélaïde et Victoire de France, et adopté par le gouvernement d'alors, l'architecte chargé des travaux voulut changer la sortie de cette source et la faire jaillir dans un lieu désigné; mais en la comprimant, on la perdit: elle alla faire irruption dans la cave d'une maison voisine, et l'on ne parvint à s'en rendre maître, qu'en facilitant son jet dans le lieu même qu'elle s'était choisi. On a réuni à cette source les différens jets qui formaient autrefois la fontaine des Laveuses. On les a encaissés dans un bassin parallélogramme qui se trouve entre les colonnes de l'extrémité *nord* de la galerie de communication, qui forment péristile à l'entrée des douches. Cette source ainsi réunie, fournit l'eau à deux grands réservoirs placés à droite et à gauche, qui contiennent ensemble 54,390 pintes d'eau minérale. C'est de ces réservoirs que vient l'eau qui alimente les douches et les bains.

D'après le calcul de l'architecte de l'établissement, cette source fournit 180^{m} cubes d'eau en vingt-quatre heures: sa température est de 44,88.

Puits Chomel. Au côté *est* de la source précédente, on voit un petit encaissement qui fait saillie dans la galerie nord, et auquel on a donné le nom du puits Chomel. Il renferme un petit filet d'eau qui ne s'emploie qu'en boisson; il ne fournit que 2^{m} 50^{c} d'eau en vingt-quatre heures: sa température est de 39,26.

Grande-Grille. Cette source n'a pas éprouvé beaucoup de variations dans les constructions nouvelles; son bassin octogone a été couronné d'une grille en fer et a été seulement un peu plus élevé. Elle est placée à l'extrémité *est* de la galerie *nord*, vis-à-vis la galerie de service des bains, côté des femmes; elle fournit 17^{m} cubes d'eau en vingt-quatre heures : sa température est de 39,18.

Fontaine des Acacias. En allant sur la route de Cusset, vis-à-vis un des principaux hôtels, on voit deux bassins de forme ronde qui contiennent les sources dites des Acacias. Leur usage est très-limité; on ne les emploie aussi qu'en boisson. Chaque source fournit 6^{m} 50^{c} cubes d'eau en vingt-quatre heures : leur température est égale, et est de 27,75.

Fontaine de l'Hôpital. Avant 1785, cette source était renfermée dans un bassin de forme carrée, de deux pieds de hauteur sur cinq de largeur et de longueur : elle était garnie de barreaux de fer pour empêcher les animaux de venir s'y abreuver. A un des angles du bassin, sortait un fort jet qui s'unissait avec le trop plein de la fontaine, et allait se perdre dans les sables de la rivière.

En 1804, on réunit toutes ces eaux ; on construisit un nouveau bassin de forme carrée que l'on éleva de plusieurs mètres, et dont on ferma hermétiquement l'ouverture supérieure; sur une des faces de cette tour quadrangulaire, on pratiqua une ouverture où l'on plaça un tuyau à la hauteur d'environ deux mètres, afin de procurer de l'eau aux buveurs; elle tombait dans un bac en pierre placé au-dessous, et qui servait au voisinage, qui trouvait l'eau toute chaude pour y laver le linge et autres objets. Cette fontaine a changé de forme; le bac, que les habitans du quartier trouvaient si commode, a été enlevé, n'entrant point dans le plan de la nouvelle construction.

Placée au centre de la place Rosalie et dans l'axe longitudinal du pont suspendu construit sur la rivière d'Allier, cette source est renfermée dans un vaste bassin de forme ronde, dont le bord libre est garni d'une grille en fer maillé, élevée au-dessus du sol d'environ deux mètres, et autour duquel on circule sur une petite plate forme, sur laquelle on monte par un escalier qui règne autour du bassin.

Les abords en sont défendus par des piliers-bornes, qui devaient primitivement soutenir des colonnes qui auraient servi d'appui à une jolie coupole d'ordre composite. Cette partie du plan n'a point été exécutée.

Cette source sert à la boisson, et en outre alimente les bains particuliers de l'hospice et ceux de l'annexe de l'établissement; elle est une des plus fréquentées. Après le repas, on voit une foule de buveurs aller lui demander un peu d'aide pour digérer leur repas; ils sont presque assurés qu'elle leur accordera ce qu'ils demandent. Elle fournit 51^{m} cubes d'eau en vingt-quatre heures : sa température est de 35,25.

Fontaine des Célestins. Placée dans un petit pavillon au bas du roc sur lequel est bâtie une maison dépendante autrefois du monastère des Célestins, cette source était anciennement recouverte par une grille en fer, ainsi que l'indique les trous que l'on trouve pratiqués dans le pourtour du rocher qui l'environne. Autrefois son abord était difficile, aujourd'hui un chemin large d'environ six pieds y conduit avec sûreté; la pente en est adoucie par des escaliers établis d'espace en espace. Sur le bord de ce chemin, il existe un parapet en bois pour éviter tout danger.

En 1605, *Banc* rapporte qu'il découvrit une des sources en faisant remuer quelques terres qui la couvraient ; la même chose est arrivée à M. *Darcet*. Une des sources était encombrée d'immondices ; il voulut calculer la quantité d'eau qu'elle fournissait, il fit déblayer les alentours pour mieux l'isoler, et il découvrit ce que *Banc* avait découvert plus de deux siècles avant, et ce qui avait été encombré de nouveau ; il vit que cette source, dont on ne fait aucun usage actuellement, avait autrefois été appréciée, et que ce n'était que la voisine qui l'avait fait délaisser, comme pourvoyant suffisamment aux besoins des buveurs.

On avait formé le projet d'unir les deux

sources, en prolongeant le pavillon qui existe et dans lequel est renfermée celle dont on fait usage, en établissant entre elles deux un salon d'attente et de refuge, en cas de mauvais temps; car cette source se trouve éloignée des hôtels, et sur le bord de l'Allier. Elle est extrêmement fréquentée; son éloignement des hôtels oblige le buveur à un léger exercice qui est un bon adjuvant pour la médication à laquelle il est soumis. L'air du matin qu'il respire facilite les bons effets de l'eau qu'il a ingéré. Il est très-rare que l'on boive seulement de l'eau de cette fontaine; on alterne, soit avec la Grande-Grille, soit avec celle de l'Hôpital, selon l'état de l'estomac et selon que cet organe digère bien ou mal les eaux; elle fournit une bien petite quantité d'eau, o^{m} 50^{c} cubes par vingt-quatre heures : sa température est de 19,75.

Récapitulation.

Température des sources.

Grand puits Carré	45, 88
Puits Chomel	39, 26
Grande-Grille	39, 18
Fontaine des Acacias	27, 75
Fontaine de l'Hôpital	35, 25
Fontaine des Célestins	19, 75

Produit des sources en vingt-quatre heures.

	Mèt. cub.	cent.
Grand puits Carré.	180	00
Puits Chomel	002	00
Grande-Grille	017	00
Fontaine des Acacias	006	00
Fontaine de l'Hôpital	051	00
Fontaine des Célestins.	000	50

Pour que le service des bains, soit d'eau minérale, soit d'eau douce, ne souffre aucune interruption, on a créé deux grands réservoirs d'eau minérale et quatre réservoirs d'eau douce.

Les deux réservoirs d'eau minérale contiennent chacun 777 pieds cubes d'eau ; ce qui fait 27,195 pintes d'eau minérale, ensemble 54,390 pintes.

Chaque réservoir d'eau froide, placé dans les cours dont j'ai parlé dans l'historique de l'établissement, contient 499 pieds cubes d'eau, et par conséquent 17,485 pintes. Les quatre ensemble contiennent donc 69,860 pintes.

Dans les réservoirs, soit d'eau froide ou d'eau chaude minérale, on aura donc en réserve pour le service une masse d'eau de 124,150 pintes; en pensant que chaque bain en dépense 300 pintes, il y aurait donc une quantité d'eau suffisante pour alimenter plus de 400 bains.

On voit par là que l'on a pourvu au delà des besoins du service journalier.

La conduite d'eau minérale des réservoirs aux cabinets et aux douches, et celle d'eau douce des bassins placés dans les cours, est toute faite en tuyaux de plomb, et tous les robinets sont en cuivre.

Les aquéducs de vidange, qui ont deux mètres de hauteur sur un mètre de largeur, ont été établis sous tous les cabinets et sous tous les bassins. Ces aquéducs sont éclairés par des soupiraux placés sous chaque croisée de cabinets.

Chaque principal tuyau repose, de mètre en mètre, sur des corbeaux en pierre placés sous la naissance de la voûte desdits acquéducs, et chacun de ces tuyaux a, de trois mètres en trois mètres, des brides circulaires en cuivre serrées par quatre vis avec leurs écrous.

Caractères physique et chimique des eaux.

Caractère physique. Les sources de la Grande-Grille, du puits Carré, de l'Hôpital et du Petit puits présentent de grosses bulles qui viennent éclater à leur surface, et qui pourraient en imposer pour une forte ébullition. Ces bulles sont dues au dégagement du gaz acide carbonique; la source des Acacias a une odeur un peu sulfureuse, et celle des Célestins un goût piquant; elles sont limpides, mais au sortir de la source, on aperçoit quelques rudimens de carbonate de chaux; elles ont une saveur lixivielle très-marquée.

La source de l'Hôpital, la seule qui soit exposée à l'air, laisse surnager à la surface une espèce de matière végéto-animale, que le contact de l'air et le sel auquel elle s'adapte montrent sous la forme de conferve. Voici ce qu'en dit M. Longchamp, dans son analyse des eaux de Vichy.

« S'il est vrai, comme j'ai cru le remarquer, et
» comme tout le monde me l'a affirmé, que l'eau
» ne présente pas de matière végétale au mo-
» ment où elle sourd, que ce ne soit qu'après
» vingt-quatre heures de contact avec l'air que
» cette matière se laisse apercevoir, il faut en
» conclure qu'elle n'était pas développée dans
» le sein de la terre, mais qu'elle était dissoute
» dans l'eau; et que ce n'est que par l'action
» de l'air, et aussi parce qu'on a trouvé dans
» l'eau du sous-carbonate de chaux qui, lui ser-
» vant de support, a pu réunir ses parties,
» qu'elle se montre enfin sous forme de con-
» ferve. »

J'ai vu les bestiaux traverser la rivière d'Allier pour venir se désaltérer au ruisseau provenant de l'écoulement de la fontaine de l'Hôpital; la saveur des eaux et les incrustations salines étaient la cause qui déterminait cette course. Depuis quelque temps cela ne s'observe plus, je ne sais pourquoi.

Caractère chimique. Plusieurs analyses chimiques de nos eaux ont été faites; la plus récente est celle de M. Longchamp; c'est aussi celle de laquelle j'emprunterai les notions nécessaires à cet article. D'après ce chimiste, un litre d'eau de la Grande-Grille contient :

	Grammes.
Acide carbonique libre..............	0,943
Bi-carbonate de soude (1)...........	4,981
Muriate de soude..................	0,570
Sulfate de soude..................	0,,472

En outre un peu de chaux, de magnésie, de silice, quelques traces de fer et de matière végéto-animale; cette dernière substance se montre sous la forme de conferve à la surface du bassin; après que cette eau a resté quelques heures en contact avec l'air, elle a pour support du sous-carbonate de chaux déposé par les eaux, au moment où elles laissent dégager de l'acide carbonique, et n'est point visible dans les autres sources, parce qu'elles sont toutes, ou fermées, ou à l'abri, et que l'air n'a point un contact aussi immédiat avec elles.

Comme dans la Grande-Grille, les autres sources contiennnent une proportion considérable de carbonate de soude; elles ont toutes, à

(1) On désigne dans cette analyse, par le nom de bi-carbonate, le sel dans lequel l'oxigène de l'acide est quatre fois celui de la base.

peu de choses près, les mêmes caractères chimiques; et la différence de leur action que l'on éprouve en les buvant, tient plutôt à la susceptibilité de l'organe sur lequel on les applique, qu'à la différence des principes qu'elles ont entre elles.

Thermalité.

On est encore à connaître précisement, et la cause de la température des eaux thermales, et comment elles se chargent des principes minéralisateurs qui les constituent.

Plusieurs opinions ont été émises sur la cause de leur chaleur. Quelques médecins, et entre autres l'illustre Borden dans ses lettres sur les eaux du Béarn, admettent dans l'intérieur de la terre un feu central, sous la forme de charbons ardens et sans flamme, qui communique aux eaux la chaleur qu'elles présentent à leur sortie; d'autres l'attribuent à l'action du soleil, à une fermentation opérée dans le sein de la terre, à la combinaison d'un acide et d'un alcali, enfin, à la présence de volcans éteints, ou à des masses enflammées de charbons de terre. Berzelius, dans sa belle dissertation sur les eaux de Carlsbad, a soutenu cette hypothèse, et son talent lui a donné un grand poids. Des recherches plus nouvelles ont constaté l'élévation de la température, à mesure que l'on s'approchait du centre du globe. Des observations récentes, faites dans l'intérieur des mines, ont fait revivre la croyance d'un feu souterrain; elles ont constaté que plus on s'approchait du centre du globe, plus les couches de terre semblaient s'échauffer.

Fourier a dit que « les observations recueil-
» lies jusqu'à ce jour paraissent indiquer que les
» divers points d'une même verticale prolongée
» dans la terre solide, sont d'autant plus chauf-
» fés que la profondeur est plus grande, et l'on
» a évalué cet accroissement à 1° centigrade sur
» 30 ou 40 mètres. Un tel résultat suppose une
» température intérieure très-élevée; il ne peut
» provenir de l'action des rayons solaires, et
» s'explique naturellement par la chaleur propre
» que la terre tient de son origine. »

M. *Arago* a constamment trouvé la température des puits artésiens en rapport avec leur profondeur.

De la Place admet que les eaux thermales proviennent de cavités souterraines, assez éloignées de la surface de la terre pour que l'eau puisse acquérir le degré de température qu'elle nous offre lorsqu'elle nous arrive. Il pense que ces sources sont entretenues par les eaux pluviales qui, en s'enfonçant dans l'intérieur, forcent par leur pesanteur à sourdre du sein de la terre les eaux déjà échauffées et qui sont plus légères, à raison de la chaleur que leur a communiquée la profondeur du réservoir. Dans cette hypothèse, il faut admettre les eaux en mouvement continuel d'ascension et de descension ; le degré de température sera plus ou moins élevé, en raison de l'éloignement de la surface extérieure de leur point de départ, de la direction plus ou moins perpendiculaire qu'elles suivent, de la qualité conductrice des différens gisemens qu'elles parcourent, et du volume de leur filet.

Une autre hypothèse est celle qui fait rapporter la cause de la température des eaux thermales à l'électricité. *Anglada* nous dit que la découverte, sur la surface du globe, de nombreux appareils électro-moteurs, donne beaucoup de force à l'admission de semblables appareils dans l'intérieur de la terre. Il est probable que dans les révolutions géologiques, il s'est opéré des combinaisons de matière capable de force électro-motrice plus ou moins active ; leur pouvoir caléfacteur a été vérifié, avec des batteries voltaiques à larges plaques, par des physiciens, qui ont élevé dans ces expériences la température de l'eau jusqu'à l'ébullition.

En adoptant cette hypothèse, qui est, je crois, celle qui lui paraît la plus probable, il pense qu'on interprétera plus facilement la fréquence des eaux thermales dans certaines localités, la persévérance et l'uniformité respective des températures, la constance de leur composition chimique, l'origine de certains de leurs ingrédiens, etc.

Ces appareils électro-moteurs, adoptés comme

caléfacteurs des eaux minérales, auront aussi une action décomposante sur les terrains qui les avoisinent, action qui en éliminera les substances qui leur fourniront leur caractère minéral et alcalin.

Je m'unis aux personnes qui ont exprimé le désir de voir les chimistes s'occuper de rechercher quelles sont, parmi les substances que l'eau minérale tient en dissolution, celles qui lui sont communiquées par cette force électro-motrice (si l'hypothèse de l'électricité prévaut), et celles qui ne sont que le résultat du lavage des divers gisemens de terre qu'elle a parcourus jusqu'au point de sa sortie. Quant à la grande quantité de gaz acide carbonique qui s'échappe de nos sources, elle est due à la décomposition des différens sels minéralisateurs qui, en se dissolvant, laissent à l'état libre le gaz qui entre dans leur composition primitive. On sait que ce gaz est de tous les acides celui qui tient le moins à la base à laquelle il est uni.

Caractère alcalin.

Si l'on considère la quantité de gaz acide carbonique qui s'échappe des sources thermales de Vichy comme constitutif de leur caractère, nécessairement on doit les ranger parmi les eaux acidules gazeuses; mais si l'on a égard aux différens sels que ces eaux tiennent en dissolution, si l'on considère la proportion d'un sel alcalin (la soude), si on a égard aux effets qu'elles produisent sur nos organes, sur nos sécrétions, et leur produit auquel elles donnent un caractère éminemment alcalin, nécessairement le thérapeutiste les rangera parmi les eaux alcalines gazeuses. C'est cette dernière classification que j'adopterai, comme convenant le plus à l'application médicale de cet agent. Leur mode d'action, soit sur la peau, soit sur la muqueuse, soit sur nos humeurs sécrétées ou excrétées, doit faire connaître leur caractère physique et chimique, et, d'après ces connaissances, il sera moins difficile de diriger leur emploi.

QUATRIÈME LETTRE.

ACTION DES EAUX.

Depuis plus d'un demi-siècle, aucun médecin n'a écrit sur les eaux de Vichy; plusieurs chimistes les ont analysées; ils n'ont pas toujours été d'accord dans le résultat de leurs travaux; la différence de température qu'ils ont trouvée dans leurs expériences tient autant aux causes différentes qui produisent cette température, qu'à la variété des instrumens employés dans ces expériences. Celle qu'ils ont trouvée dans les proportions des substances tenues en dissolution, tient aussi, je le pense, à la variété des gisemens que l'eau traverse, et à la rapidité avec laquelle se dissolvent les différens sels qui constituent l'eau thermo-minérale. Cependant l'application des eaux minérales, comme moyen thérapeutique, doit avoir été dégagée de tout le merveilleux qui l'entourait. Il s'est fait au commencement de ce siècle une révolution médicale, qui, sans opérer de changement dans les maladies, a changé entièrement, et la manière de les observer, et celle de leur appliquer les moyens thérapeutiques; toutes ces innovations médicales ont trouvé des antagonistes puissans qui les ont combattues de tous leurs efforts. La position sociale qu'ils occupaient, les affiliations nombreuses établies pour arrêter dans tout les progrès des lumières, et cet esprit novateur qui tourmente les hommes, n'ont pu empêcher la vérité de se faire jour à travers tous les obstacles qu'ils lui ont suscités.

En médecine, la manière d'observer n'est plus la même. Les groupes des symptômes, auxquels on avait donné le nom de maladies, ont été divisés : chaque organe a été étudié séparément dans ses propriétés vitales, ses fonctions, ses lésions et leurs symptômes. L'action des médicamens avec lesquels on les met en contact, a été observé avec soin. Ce n'est plus le nom de la maladie qui détermine l'emploi de telle ou telle substance, mais bien l'état de l'organe malade sur lequel on veut appliquer la médication, et la connaissance de ses sympathies vitales et morbides. Toutes les dénominations de diurétiques, apéritifs, fondans, désobstruans, etc., ont disparu depuis que la connaissance de l'état morbide n'a été que la conséquence de l'étude de l'état sain, depuis que chaque symptôme a été rapporté à l'organe qui nous le transmettait, soit directement, soit par l'effet sympathique. Ces dénominations n'ont existé que pour mémoire. L'action des corps étrangers sur chaque organe a été plus judicieusement observée. Le résultat de l'observation a été la division des médicamens en deux grandes classes : les stimulans et les débilitans ; leur résultat est la stimulation et la débilitation.

Les eaux minérales, en général, doivent prendre leur place parmi les stimulans. J'ai dit ailleurs et je répète que celles de Vichy doivent être rangées parmi ceux de cette classe, qui n'apportent aux organes sur lesquels on les applique qu'une légère modification de leur état habituel, en ne troublant en rien leurs fonctions et en ne déterminant aucune sympathie assez forte pour leur nuire, à moins que leur usage ne soit poussé trop loin, ou qu'il ne soit pas bien dirigé. Leur effet nuisible peut dépendre de l'état maladif de l'organe au moment de l'ingestion ou de l'absorption; dans ces deux manières de les administrer, on doit proportionner leur activité à la violence des irritations qu'il s'agit de combattre, et à la susceptibilité des organes. Cet agent thérapeutique, par son action physique, ne peut être employé que dans le but d'obtenir une médication révulsive; avant de l'appliquer, il sera donc essentiel de préparer les organes à recevoir cette médication.

J'ai dit que les médicamens se divisaient en deux classes dont le résultat était la stimulation et la débilitation. Comme l'effet de l'agent thérapeutique, dont je m'occupe, est relatif à cette première division, je m'en occuperai exclusivement.

La stimulation se divise en directe ou en indirecte ou en révulsive ; c'est toujours cette dernière que l'on doit chercher à obtenir par l'emploi de nos eaux thermales.

Il est constant, en pathologie, que les organes transmettent à ceux avec lesquels ils sympathisent le plus directement, les irritations dont ils sont atteints ; mais si cette sympathie devient cause morbide pour l'organe qui est secondairement affecté, elle peut aussi faire cesser l'irritation dans l'organe qui l'a été primitivement. Cette transmission d'irritation d'un organe à un autre, que les lois organiques tendent à produire, est souvent utile et souvent funeste ; c'est à l'homme de l'art à s'emparer de cette disposition, à la provoquer par les moyens que lui offrent ses connaissances, quand elle n'est pas naturelle, et à la diriger de manière à la rendre utile.

L'expérience a aussi constaté que certains agens modificateurs avaient pour certains organes plus d'affinité que pour d'autres, et par suite, une influence plus directe sur leurs fonctions : ce sont pour eux des organes de prédilection ; c'est sur eux que se porte leur action médicamenteuse, soit directe, soit indirecte. Quel immense avantage doit donc avoir celui qui connaît l'état sain d'un organe, la fonction dont il est chargé, ensuite son état maladif, la nature de cet état, ses sympathies vitales et morbides, son affinité pour tel ou tel agent thérapeutique, et l'effet produit le plus ordinairement par l'emploi de cet agent. Nécessairement il doit réussir dans son application, s'il n'existe aucune circonstance anomale qui l'en empêche.

Deux grandes surfaces et la plupart de nos fluides sont soumis à l'action directe de l'eau minérale de Vichy : la première et la plus étendue de ces surfaces est la peau ; la seconde est la muqueuse gastro-intestinale, qui, au dire des anatomistes, n'en est que la continuation. Les principaux fluides sont le sang, la bile, les urines, etc.

Sur l'enveloppe cutanée, son action est d'abord physique; mais elle devient chimique lorsque, après avoir été introduite par l'absorption dans le torrent de la circulation, elle se mêle aux différens liquides contenus dans les vaisseaux chargés de cette fonction; cette action est due à sa thermalité et aux substances qu'elle tient en dissolution.

Sur la muqueuse, son action physique est faible, 1°. parce que l'eau que l'on emploie en boisson a une température moindre que celle que l'on emploie en bain ; 2°. parce qu'on la mélange avec d'autres substances médicamenteuses sous forme d'infusion, de décoction, etc., dans le but d'en diminuer l'activité; 3°. parce qu'avant d'arriver dans la cavité où elle doit séjourner, elle s'est mise en rapport avec la température des organes qu'elle a parcourus ; mais si sur la muqueuse elle agit peu par sa thermalité, les substances qui la minéralisent lui donnent une action très-prononcée ; ces substances ayant des caractères chimiques autres que les corps avec lesquels on les met en contact, changent la nature chimique de ces corps, et, par conséquent, ont, outre une légère action physique, une action chimique bien évidente. Cette action chimique est bien plus prononcée sur nos fluides ; car elle change leur nature, quand elle est différente de la sienne, soit que cette différence soit naturelle, soit qu'elle ait été produite par un état morbide de l'organe chargé de sécréter le fluide.

Pour bien comprendre ces différens modes d'action, nous les étudierons séparément.

Action physique.

Sur la peau. L'action de l'eau thermo-minérale de Vichy sur la peau est due, soit à l'immersion du corps dans ce liquide, ce qui constitue le bain, soit à une colonne du même liquide qui vient frapper une partie de l'organe, ce qui constitue la douche.

Avant d'entrer dans les explications de l'action des eaux par le bain, je crois utile de dire quelques généralités sur les bains, soit d'eau douce, soit d'eau minérale.

Bain. On entend par bain l'immersion plus ou moins prolongée du corps dans l'eau. Cette immersion produit sur nous une sensation différente, selon notre sensibilité et selon la température du liquide. Cette température constitue la nature physique du bain ; il est froid, tempéré ou chaud selon l'élévation de cette température. Le bain froid, est celui dont le liquide n'a pas 24+o R. de température; le bain tempéré a de 24 à 32, et le bain chaud de 32 à une élévation aussi considérable que peut le supporter l'homme.

L'impression que l'homme reçoit en se plongeant dans le liquide varie, comme je l'ai dit plus haut, non-seulement selon la différence de température, mais encore suivant son état maladif et son idiosyncrasie.

Pour citer un exemple, ayez deux baignoires remplies d'eau à égale température, 25+o ; plongez dans une, un homme vigoureux, dont la peau, en certaine partie, aura toujours été exposée à l'air, qui aura des muscles prononcés; dans l'autre un sujet pâle, maigre, irritable, qui aura l'habitude d'être vêtu de tissu de laine, ne pouvant supporter la moindre vicissitude atmosphérique ; ne leur demandez pas compte de ce qu'ils éprouvent, contentez-vous de les observer ; le premier ne laissera apercevoir aucun changement, tandis que l'autre tremblera, sera agité, ses yeux s'excaveront, ses ailes du nez se rapprocheront, il aura de la difficulté à parler, ses dents claqueront ; augmentez la température de ces deux bains, interrogez ensuite les deux sujets, le premier vous dira qu'il étouffe, tandis que l'autre se plaindra encore du froid.

Les effets d'un bain d'eau minérale doivent nécessairement différencier de ceux d'un bain d'eau douce. Toutes les substances médicamenteuses que les eaux minérales tiennent en dissolution sont des modificateurs et des agens thérapeutiques que ne présente pas l'eau douce. Toutes doivent influer sur la vitalité des organes qu'elles parcourent, après avoir été absorbées dans le bain.

Voici les phénomènes que présente à l'observateur le malade plongé dans un bain d'eau thermo-minérale de Vichy, sans mélange.

Au moment de l'immersion, il éprouve un mouvement de constriction, qui bientôt est suivi d'une oppression assez forte, et d'un fourmillement sur toute la peau; au bout de quelques instans, le pouls devient large, fréquent, la respiration devient courte et pénible, la peau se colore légèrement d'une teinte rose qui devient insensiblement plus prononcée, comme le ferait l'application d'un léger sinapisme placé sur un point de cet organe. Les ouvertures des vaisseaux absorbans se gonflent, rougissent et font saillie à travers l'épiderme; le fourmillement que l'on éprouvait d'abord, devient insupportable, l'excitation est tellement forte, que l'on ne pourrait sans danger, rester plus long-temps dans ce bain. Dans son application comme moyen thérapeutique, le médecin veut bien obtenir cet effet, mais à un degré convenable et pour opérer sur cet organe une révulsion favorable au malade qui se soumet à cette médication. Pour obtenir ce résultat voulu, on diminue l'activité de ce bain en le mélangeant avec de l'eau douce, par l'addition de laquelle on obtient un bain légèrement minéralisé, qui remplit l'indication qu'offre la maladie, et que le malade supporte facilement, pendant trente à cinquante minutes; tous les phénomènes observés dans le bain d'eau minérale pure ont lieu, mais à un degré très-faible et nécessaire à la médication.

Le mouvement de constriction et d'oppression que l'on éprouve provient de la densité du liquide dans lequel on est plongé, et de la pression des viscères abdominaux par sa pesanteur, qui offre une résistance insolite à leur refoulement par le diaphragme, dans l'acte de la respiration. L'intégrité de cette fonction étant nécessaire pour l'oxigénation du sang, cette gêne doit influer sur les mouvemens du cœur, qui se trouve obligé de les précipiter pour fournir, comme je le dirai plus bas, à l'appel fait dans les capillaires sous-cutanés, par l'excitation générale produite sur la peau. Le fourmillement reconnaît pour cause l'application d'un corps irritant sur toutes les bouches béantes des vaisseaux absorbans; et la réplétion anomale des vaisseaux capillaires. La teinte de la peau vient aussi de l'augmentation de la circulation dans ces mêmes vaisseaux qui s'emplissent momentanément d'une plus grande quantité de sang, qu'ils retirent des ramuscules, des rameaux artériels, et enfin, des gros troncs qui le reçoivent du cœur. Cet organe, pour satisfaire à tous ces besoins, se trouve obligé de retirer lui-même ce liquide des organes parenchymateux où il se trouve en réserve, et retenu en trop grande abondance par l'état morbide de ces organes. L'excitation qui provoquait cet état fluxionnaire, est obligé de diminuer son effet, parce qu'elle se trouve plus faible que l'excitation factice provoquée sur la surface cutanée. Ces organes se débarrassent par l'action provoquée sur un autre organe, de la trop grande quantité de liquide agglomérée, et ils n'en conservent que la quantité exigée par leur vitalité.

On voit par ces explications que le bain d'eau thermo-minérale de Vichy, a pour résultat de débarrasser les organes intérieurs de la trop grande quantité de sang, ou d'autres liquides que quelques-uns d'entre eux tiennent en réserve, et qui se trouvent dans d'autres, à cause de leur état maladif; je dis d'autres liquides, parce que le sang n'est pas le seul qu'appelle l'excitation où elle a lieu. Presque tous ceux qui sont contenus dans les cavités viscérales, peuvent suivre la même impulsion.

Par cette soustraction, ou si l'on veut, par cette révulsion, ce bain diminue les chances d'irritation dont ces organes pouvaient être menacés, ou quand cette irritation existe, il en diminue la cause; car la présence d'une quantité anomale de ce liquide dans les viscères, et surtout les viscères parenchymateux, après avoir été l'effet de l'irritation, peut en devenir une des causes. Il ne fait que rappeler sur la surface cutanée, l'afflux sanguin qui troublait la fonction de ces organes.

Douche. Le bain d'eau thermo-minérale étend sur toute la surface de la peau l'excitation dont sont capables, et la température élevée de ce liquide, et les principes minéralisateurs qu'il tient en dissolution. Mais, lorsque par indication, le médecin veut localiser cette médication, il emploie un moyen autre que le bain; ce moyen, c'est la douche : son effet est le même que celui du bain, mais il est tout à fait local et circonscrit à la partie sur laquelle on fait tomber le jet du liquide (je ne parle que des douches descendantes). Le degré de son action stimulante est relatif à la hauteur du réservoir, au nombre et au diamètre des ouvertures par lesquelles s'échappe le liquide, et à sa température. Cette température, dans notre établissement, est bien plus élevée, parce que les cabinets des douches sont beaucoup plus rapprochés de la source que ceux des bains; aussi son effet local est-il bien plus énergique. Il ne faudrait pas très-longtemps recevoir son jet sur la même partie, pour déterminer une rougeur très-vive, beaucoup de douleur, et même pour occasioner le soulèvement de l'épiderme; aussi a-t-on soin, au sortir de la douche, de se plonger dans un bain, afin de diminuer l'impression qu'on a reçue localement, et l'étendre à toute l'économie. L'eau du bain aura alors deux effets d'abord différens; elle agira comme excitante sur la partie de la peau qui n'a point été soumise à cette excitation, et comme adoucissante sur celle qui aura été fortement excitée, jusqu'à ce que toute la surface cutanée soit parvenue à un degré d'excitation uniforme (1).

Cette oscillation d'irritation sera encore favorable aux organes placés sous l'influence d'une irritation chronique, et dont l'organisation souffrira par la présence anomale de principes qui lui sont étrangers, soit dans leur quantité, soit dans leur qualité.

Sur les fonctions de la peau. Les principales fonctions de la peau sont l'absorption et l'exhalation; cette dernière est sensible ou insensible;

---

(1) Ce que je dis paraîtra d'abord un paradoxe; je vais expliquer comme je l'entends.

Avant la douche, la peau est irritée comme dix, je suppose; l'action de la douche aura porté sur l'endroit où elle sera reçue, cette excitation à trente; le bain que l'on prendra après la douche doit avoir un effet comme vingt: il faudra donc qu'il fasse diminuer l'action locale de la douche comme dix, et qu'il augmente l'irritation ordinaire comme dix, pour tout ramener à une excitation commune de vingt.

elle est sensible, lorsqu'il y a sueur ou moiteur; elle est insensible lorsqu'il n'y a pas de résultat apparent, mais il n'en existe pas moins; seulement le produit de cette excitation reste fixé en partie sur la peau, et en obstruant les ouvertures extérieures des vaisseaux, gêne leur fonction.

Les effets du bain ordinaire sont, en activant la circulation capillaire sous-cutanée, de donner aussi un élan à l'absorption et à l'exhalation, et alors les produits insensibles de cette dernière fonction se détachent, et viennent flotter à la surface du bain sous la forme de débris épidermoïques qui semblent provenir de la peau.

Si l'exhalation ne reçoit du bain d'eau minérale de Vichy que la même impulsion qu'elle reçoit des bains ordinaires, il n'en est pas de même de l'absorption. L'eau minérale influe sur cette dernière fonction, par les principes minéralisateurs qui, en s'introduisant dans les pores de la peau, continuent, long-temps après la sortie du bain, leur effet excitant.

J'ai dit plus haut que les bouches absorbantes devenaient parfaitement libres, et acquéraient la possibilité de donner passage aux liquides destinés à être absorbés.

Falconner prétend qu'un adulte, plongé dans un bain tiède, peut absorber trois livres d'eau par heure. On doit concevoir, par le résultat de l'expérience de ce savant, quel puissant moyen on a de porter sur les organes irrités, une espèce de courant d'eau continuel qui, par sa nature chimique, remplacera, décomposera ou étendra d'autres liquides d'une nature beaucoup plus excitante et qui agissaient comme cause d'irritation dans les organes où ils étaient agglomérés, et qui par sa température fera l'effet d'une fomentation émolliente; car aussitôt qu'elle est introduite dans les vaisseaux, elle tend à se mettre en rapport avec la température des organes qu'elle parcourt. Ce mouvement oscillatoire, doux et continué pendant un certain laps de temps, ce transport de liquide de la périphérie au centre par l'absorption, et du centre à la périphérie par l'exhalation et les sécrétions, ne pourra que produire un très-bon effet dans les organes qu'il traversera, en modifiant toutes les substances qui gênaient leurs fonctions, et en atténuant le principe excitateur dont ces substances pouvaient être douées.

Sur la muqueuse gastro-intestinale. Quoique la muqueuse gastro-intestinale soit la continuation de la peau, elle n'éprouve pas toujours des agens thérapeutiques, la même impression que cette dernière; néanmoins son mode d'action est à peu près analogue.

La ténuité de son tissu, sa sensibilité beaucoup plus vive doivent nécessairement apporter des modifications dans leur degré d'excitation par les mêmes agens. Les nombreux replis membraneux dans lesquels sont logés les glandes muqueuses qui sécrètent les sucs destinés à lubrifier et à amollir les corps étrangers soumis à leur action, les ouvertures des conduits sécréteurs de plusieurs organes parenchymateux, dont les fonctions sont de sécréter les liquides nécessaires à la digestion, l'intermittence qui règne dans son irritation, les différences nombreuses qui entrent dans la composition des corps sur lesquels on la force d'agir, sont autant de causes différentes qui doivent apporter aux impressions qu'elle reçoit des modifications autres que celles de la peau : cette dernière ne les perçoit que par application, tandis que la muqueuse gastro-intestinale les reçoit, non-seulement par application, mais encore elle est obligée de faire subir aux corps étrangers des changemens nécessaires à l'entretien de la vie.

J'ai dit plus haut pourquoi l'application de l'eau thermo-minérale de Vichy était peu sensible par la thermalité sur la muqueuse gastro-intestinale; il me reste à dire comment son action est plus forte par les principes minéralisateurs qui la constituent. Mise en contact avec la muqueuse stomacale par son ingestion dans l'estomac, l'eau minérale la stimule légèrement, développe plusieurs sympathies d'une manière peu prononcée, active la circulation, attire le sang de la rate et des organes environnans, augmente la sécrétion du suc gastrique, lui fait changer de nature chimique, et établit par cet appel une augmentation d'absorption, une oscillation de liquide qui est presque toujours favorable, soit aux irritations chroniques des muqueuses, soit aux engorgemens des organes parenchymateux. Cette stimulation se propage aux intestins grêles, au foie, à la rate, au pancréas; les fonctions de tous ces organes sont augmentées; ils sécrètent une plus grande quantité de liquide; et comme cette excitation s'étend sur beaucoup de surfaces et à beaucoup d'organes, celui qui primitivement était le plus affecté, se décharge un peu de son irritation première, et éprouve par là un allégement à sa souffrance.

Je crois utile de dire que, quand cette irritation produite par l'usage de nos eaux porte son action sur la partie supérieure du tube intestinal, il en résulte souvent des constipations opiniâtres qui fatiguent beaucoup les personnes qui en sont atteintes : si au contraire, cette stimulation va porter sa plus forte action sur les derniers intestins, alors le résidu de la digestion, ne pouvant prendre la consistance nécessaire à son agglomération, reste liquide et produit un dégagement de gaz qui gonflant la cavité qui le contient, occasionne des coliques suivies d'un dévoiement qui est quelquefois très-fatiguant, en écrasant les forces musculaires, mais qui est quelquefois salutaire, en portant sur le couloir naturel, le résultat de la médication que l'on veut obtenir.

Quand le médecin juge ce dévoiement salutaire et qu'il n'a pas lieu, alors il a recours, pour l'obtenir, à l'application directe de l'eau minérale sur la muqueuse du gros intestin par le moyen de la douche ascendante. Mais la force du jet de l'eau comparée à la faiblesse de texture de l'organe, le degré de température (car on se sert de la même eau que pour la douche descendante), rend souvent ce moyen dangereux à employer ; aussi recommande-t-on de ne le faire qu'avec beaucoup de circonspection, et avant de l'employer le médecin doit bien se rendre compte de la susceptibilité de l'organe sur lequel on le dirige, et en surveiller les effets avec la plus scrupuleuse attention.

Action chimique.

L'ea uthermale de Vichy ayant des caractères et des principes chimiques, doit avoir une influence positive sur les liquides, les humeurs et les substances avec lesquelles son usage les met en contact, et qui ont aussi des caractères chimiques, soit identiques, soit opposés.

Elle se mélange avec nos liquides ou nos humeurs, par le moyen de l'absorption, soit que cette fonction soit remplie par les absorbans de la peau (bain), soit qu'elle le soit par les absorbans de la muqueuse gastro-intestinale (boisson); ces surfaces étant munies toutes deux de vaisseaux absorbans. Pour aider à l'intelligence de ce qui va suivre, pour les personnes étrangères à l'art de la médecine, je vais parler un peu de l'absorption, en général; viendra ensuite l'absorption cutanée, enfin celle faite par la muqueuse gastro-intestinale.

Absorption. L'absorption est cette fonction au moyen de laquelle les corps étrangers, soit solides, soit liquides, sont introduits dans l'économie par la voie des vaisseaux absorbans. La seule condition nécessaire à l'absorption est une ténuité, dans ces corps étrangers, assez grande pour pouvoir se glisser dans l'ouverture des vaisseaux. C'est le plus ordinairement les liquides qui fournissent ou transportent les matériaux nécessaires à l'exercice de cette fonction. Nous ne parlerons ici que de l'absorption des fluides appliqués sur la surface cutanée, et de ceux ingérés dans le canal digestif.

Absorption cutanée. Toutes les bouches des vaisseaux absorbans cutanés, étant stimulées par l'application d'un agent excitateur, en absorbent une certaine quantité, et le transportent dans leur réservoir, pour de là, aller le mêler aux différens liquides de notre économie.

Le docteur *Westrumb* a prouvé que dans un bain tiède, la peau de l'homme pouvait absorber différentes substances qui sont dissoutes dans l'eau du bain. M. *Darcet* a constaté qu'un seul bain d'eau minérale de Vichy suffisait pour alcaliser l'urine. Les principes minéralisateurs de notre eau thermale sont donc entraînés avec elle dans nos organes; ils changent la nature chimique des liquides avec lesquels ils se mélangent, et si ces liquides ont un principe excitateur, ce changement doit le neutraliser et empêcher qu'il n'agisse sur ces organes comme il le faisait auparavant.

Absorption par la muqueuse gastro-intestinale. La muqueuse est, comme la peau, pourvue de vaisseaux absorbans; mais l'absorption se fait moins en grand, parce que, par la boisson, on ne peut pas mettre en contact avec les ouvertures des vaisseaux une aussi grande quantité de liquide que par le bain; elle ne s'exerce que sur un bien petit volume, et par conséquent peu de principes minéralisateurs.

Action des eaux sur le bol alimentaire. L'action des eaux de Vichy se fait aussi sentir sur la composition du bol alimentaire. Ce dernier séjourne quelque temps dans la cavité de l'estomac, et c'est pendant son séjour dans cet organe que son influence se fait sentir par la plus ou moins grande difficulté qu'il oppose à son action et à celle des fluides, qui sont chargés d'en élaborer les principes nutritifs, pour, de là, les transporter dans les autres organes. La composition chimique de ce bol alimentaire, ainsi que celle des fluides dont le travail de la digestion l'abreuve, est assez importante pour que je parle un peu de cette fonction et des organes qui en sont chargés.

Appareil digestif. L'appareil digestif, proprement dit, commence à l'ouverture buccale et se termine à l'anus; mais la fonction de la digestion ne commence réellement qu'à l'estomac. La mastication confiée à la bouche, et la déglutition confiée à l'œsophage, ne sont que des fonctions préparatoires, et le bol alimentaire ne fait que passer. Je regarderai donc l'estomac comme premier organe de cet appareil, qui se compose ainsi qu'il suit :

L'estomac, placé à la partie supérieure du canal digestif, reçoit le bol alimentaire trituré par les organes masticateurs et imprégné des sucs salivaires. Le duodénum qui communique avec le précédent par l'ouverture pylorique, et dans lequel viennent s'ouvrir les conduits sécréteurs du pancréas et du foie; l'intestin grêle dont les nombreuses circonvolutions favorisent l'absorption du reste des principes nutritifs contenus dans le résidu du bol alimentaire; le cœcum, premier gros intestin, où commencent à se former les matières excrémentitielles; le colon où ces matières prennent la consistance; et enfin, le rectum par où elles sont expulsées au dehors.

Le foie, la rate, le pancréas sont des organes parenchymateux annexés à cet appareil, et qui sont chargés de sécréter ou de tenir en réserve les liquides nécessaires au travail de cette fonction.

Digestion. Cette fonction se divise en plusieurs temps, selon les organes que parcourent les alimens; les deux premières divisions sont la mastication et la déglutition. Je n'en parle que pour mémoire, parce que je prends cette fonction au travail qui se fait dans l'estomac. On nomme ce travail la chymification; celui qui se fait dans le duodénum se nomme chylification; viennent ensuite l'assimilation, la séparation du résidu de cette partie de la fonction, et enfin, la défécation ou expulsion des matières non assimilées.

Chymification, sécrétion du suc gastrique. Placé à la partie supérieure du canal digestif, l'estomac reçoit dans sa cavité, le bol alimentaire trituré par la mastication et imprégné des sucs salivaires et muqueux.

La membrane muqueuse, qui tapisse l'intérieur de cet organe, et dans les replis nombreux de laquelle sont logées les glandes qui sécrètent le suc gastrique, reçoit une impression plus ou moins vive de tous les corps étrangers plus ou moins irritans qui composent ce bol alimentaire, qui est obligé d'y séjourner un certain laps de temps, pour y subir une préparation nécessaire à son passage par l'ouverture pylorique; car ce n'est qu'après une première élaboration que cette partie de l'organe veut bien se prêter à débarrasser l'estomac d'une partie de ce qu'il contient. Pendant le séjour des alimens dans cette cavité, ils sont soumis à l'action des différens sucs dont ils étaient imprégnés d'abord, et à celle qui résulte de leur mélange avec ceux que sa présence y attire, ou dont elle augmente la sécrétion. Souvent pour opérer cette première partie de l'assimilation, l'estomac est obligé d'appeler à son secours des liquides qui ne se sécrètent pas dans sa cavité, et dont les ouvertures sont placées dans l'organe inférieur. Ces fluides sont obligés de remonter, et de venir aider les premiers à l'élaboration et à la transformation de la pâte alimentaire en pâte chymeuse. La régularité de ce travail dépend donc de la composition et de la nature des alimens, de celle des sucs dont ils sont imprégnés et de l'état de vitalité de l'organe qui les contient ou les fournit. On le constate comme opération de la chimie vivante, mais on ne saurait l'expliquer; on le juge seulement par les phénomènes qu'il détermine. De très-belles expériences ont fait connaître la nature chimique de la pâte alimentaire, prise dans les différentes portions du canal digestif, et des différens fluides qui se mélangent avec elle.

Le séjour de quelques heures du bol alimentaire dans l'estomac lui donne toujours le caractère acide : cette acidité, quand elle n'est pas poussée trop loin, n'est pas nuisible à la digestion; mais quand elle prend un caractère trop prononcé, la digestion devient pénible, l'écoulement de la matière chymeuse se fait trop lentement; son trop long séjour dans l'estomac le fatigue, le fait soulever et occasione ces renvois acides que l'on éprouve et qui sont l'indice certain d'une trop grande acidification de la pâte chymeuse. L'excitation de l'estomac est outrée, et finit par devenir morbide; dans ce dernier état, les sucs que les glandes sécrètent augmentent d'acidité, la digestion se dérange, et la fonction cessé d'être régulière.

Leuret et *Lassaigne*, dans leur beau travail sur la digestion, ont constamment trouvé le caractère acide ou suc gastrique; *Tiedmann* et *Gmelin* ont avancé, dans leurs expériences sur cette fonction, que le suc gastrique était d'autant plus acide, que l'estomac était plus irrité. Pour favoriser cette première partie de cette fonction, il est donc essentiel de choisir des alimens de facile digestion pour des organes dejà malades; et comme cet état maladif peut donner au bol alimentaire un caractère qui est un obstacle à une chymification prompte, nécessaire pour empêcher un trop long séjour dans l'estomac, il est important de donner à ce bol alimentaire, la condition la plus convenable pour cette première partie de l'assimilation.

L'eau minérale de Vichy réussit parfaitement dans cette indication, en détruisant le caractère d'acidité trop prononcé du bol alimentaire et des sucs dont il est imprégné. Quelques malades éprouvent un soulagement subit en avalant un verre d'eau minérale aussitôt après leur repas; quelques idiosyncrasies seules n'éprouvent point cet effet, mais il a lieu chez le général des malades.

Passage du pylore, chylification. A mesure que la pâte chymeuse, dans le travail qui se fait dans l'estomac, devient propre à franchir l'ouverture pylorique, la portion de cette pâte qui se trouve avoir la qualité voulue pour le passage, l'exécute, tandis que les parties qui n'ont point encore été assimilées, sont renvoyées pour subir une élaboration convenable; elles séjournent dans la cavité stomacale, jusqu'à ce qu'elles aient acquis cette qualité. S'il existe des substances non assimilées qui franchissent cette ouverture, ce n'est que par la petitesse de leur volume, ou bien à l'aide d'autres substances, qu'elles effectuent ce passage.

Après avoir franchi l'ouverture pylorique, le bol alimentaire, réduit en pâte chymeuse, se trouve dans le duodénum, où il séjourne quelque temps. C'est dans cet organe qu'il s'imprègne de bile, liquide fourni par le foie, et du suc pancréatique fourni par le pancréas; c'est aussi dans le duodénum que se fait la séparation du chyle et des matières excrémentitielles; ces dernières pour passer dans le petit intestin, et le premier pour être absorbé par les vaisseaux chylifères, transporté dans le canal thoracique où il se réunit au produit de l'absorption, soit muqueuse, soit cutanée : de là tous ces produits sont transportés dans le torrent de la circulation par des vaisseaux qui ont cette destination.

Absorption intestinale. Après leur séparation du chyle dans le duodénum, les matières qui doivent être en partie excrétées, parcourent les circonvolutions intestinales; dans ce trajet qui se fait fort lentement, les absorbans de la muqueuse de l'intestin extraient du résidu du bol alimentaire le reste des substances nutritives qui s'y trouvent. La lenteur avec laquelle se fait ce trajet, et l'arrêt que la valvule cœcale apporte à la promptitude de leur sortie, favorisent cette absorption. Le caractère d'acidité que présentait, dans l'estomac et le duodénum, la matière nutritive, ne se rencontre plus dans l'état normal à cette époque de la digestion; mais il se conserve toujours, quand des organes souffrans et des substances peu digestibles nécessitent un plus grand effort des organes assimilateurs.

Défécation. La consistance nécessaire à la défécation s'obtient dans les gros intestins par l'absorption du reste des substances liquides, contenues dans le résidu final du bol alimentaire, qui est expulsé au dehors par les efforts des muscles abdominaux et diaphagmatiques.

Annexes de la digestion. Comme annexes à l'appareil digestif, il existe des organes parenchymateux qui sont chargés de sécréter des liquides nécessaires à la digestion, ou de tenir en réserve le sang nécessaire à l'excitation digestive communiquée aux organes par la présence du bol alimentaire. Ces organes parenchymateux sont au nombre de trois; mais le foie et la rate étant le plus souvent atteints d'affections morbides qui réclament l'usage des eaux minérales, je vais m'étendre un peu sur leur nature, la fonction qu'ils ont à remplir, et décrire leur état de santé et leurs lésions morbides.

Foie. Le foie, organe sécréteur de la bile, est placé dans l'hypocondre droit, au-dessous du diaphragme. On le divise en trois lobes ou trois portions; il a une circulation qui, quoique se rattachant au système en général, lui est particulière; en anatomie on nomme ce système circulatoire, le système de la veine porte. Le tissu de cet organe parenchymateux est composé de granulations, au milieu desquelles serpentent les ramifications de ses vaisseaux. Ces granulations donnent naissance à des petits canaux excréteurs qui forment, en se réunissant, le conduit hépatique, qui, après avoir été rencontré par le conduit cystique de la vésicule biliaire, va s'ouvrir dans le duodénum, et porter dans cet intestin le résultat de la fonction dont il est chargé. Dans la rencontre qu'il fait dans son trajet du conduit cystique, il lui cède une portion de bile qui remonte dans la vésicule et y séjourne, pour être déversé, en cas de besoin, dans le canal qui résulte de la réunion des canaux hépatique et cystique, pour former le canal cholédoque qui s'ouvre, comme je l'ai déjà dit, dans le duodénum.

Pour subvenir à la formation de la bile nécessaire à la digestion, l'organe sécréteur doit recevoir une quantité de sang d'autant plus grande, que les granulations qui sont autant de petits organes sécréteurs sont plus nombreux. La stimulation des voies digestives au moment de la digestion, augmente la formation de la bile et fait arriver en plus grande abondance, dans l'organe sécréteur, les matériaux nécessaires à cette formation. Cette stimulation se propage aux canaux biliaires et au tissu propre du foie; elle cesse dès que cette fonction a eu lieu, pour reprendre ensuite, sous une nouvelle influence stimulante. Tant qu'elle n'excède pas la somme voulue pour une digestion normale, l'équilibre de santé se soutient; mais, si elle dépasse ce degré voulu, elle devient excitation morbide, et va porter le trouble dans l'acte de la fonction. Sous son empire, la vitalité de l'organe augmente, et, par suite, sa sécrétion; et comme le produit de cette sécrétion anomale ne peut s'évacuer, il y a stagnation dans l'organe, et par suite engorgement. Cette quantité surabondante de liquide sécrété, ne pouvant plus s'évacuer, sa présence seule fixe l'irritation dans le lieu où elle existe, et insensiblement porte son influence morbide dans toute la fonction d'abord, ensuite dans les organes avec lesquels celui qui se trouve le point de départ a le plus de sympathies.

Voilà comment les engorgemens surviennent

et occasionent des désordres auxquels on remédie avec le secours de l'art. Il n'est donc point indifférent de connaître la composition des substances ingérées, soit liquides, soit solides, ni les qualités que cette ingestion peut donner aux liquides produits par la présence de ces substances, et nécessaires à leur transformation.

Rate. On ignore encore quelles sont les attributions de cet organe, dans le produit de la digestion, comme organe sécréteur. Les anatomistes n'ont pu jusqu'à ce jour découvrir son canal excréteur, si toutefois il existe. Les physiologistes pensent que, comme organe spongieux, il est chargé de tenir en réserve une quantité de sang, où les autres organes vont le puiser pour satisfaire à des besoins extraordinaires. Tous les médecins qui ont été dans la position d'observer les symptômes des gastro-entérites à type intermittens, ont été frappés du développement extraordinaire de cet organe dans l'invasion de l'accès fébrile. Ce développement diminue après l'accès; mais il recommence au suivant, de manière qu'il y a dans l'organe, irritation oscillatoire, qui finit par devenir permanente sous l'influence de ce genre de maladie : je dis irritation oscillatoire, car il est évident que le gonflement qu'on observe n'est dû qu'à l'irritation sympathique que cet organe reçoit des organes digestifs primitivement affectés, et que, dès que cet afflux cesse momentanément dans l'organe primitivement affecté, il doit nécessairement diminuer chez l'autre.

Cette irritation devient permanente, et subsiste sous la forme chronique, parce que ce gonflement étant le résultat, soit de l'irritation nerveuse, soit d'un afflux plus considérable de sang, ce liquide finit par y séjourner, et devenir lui-même cause d'irritation par la présence anomale. On voit recourir à l'usage des eaux de Vichy, des malades affectés de gonflement de rate tellement considérable, que cet organe finit par occuper toute la région abdominale, et occasioner aux organes qu'il comprime une gêne pour l'exécution de leurs fonctions.

Pancréas. Le pancréas est un organe glanduleux situé derrière l'estomac; il sécrète un fluide qui est versé dans le duodénum, au moyen du conduit excréteur dont est pourvu cet organe. Ce fluide sécrété favorise conjointement avec la bile, le départ des matières excrémentitielles et du chyle dans l'intestin, où se fait la chylification; la composition de ce fluide peut, sous l'influence morbide de quelques organes, subir des changemens nuisibles à la fonction dont il est chargé; c'est ce qui m'engage à en parler. Les maladies de l'organe lui-même n'ont point été observées; ce n'est donc que du résultat de la sécrétion qui peut être modifié par l'usage des eaux minérales de Vichy dont nous nous occuperons.

Humeurs en général.

L'agent thérapeutique qui fait le sujet de cet ouvrage a, selon moi, une telle influence sur les liquides qui entrent dans la composition de notre économie, que je ne pense pas pouvoir m'éviter de parler un peu des humeurs en général, de les décrire en particulier; au moins celles sur lesquelles l'action de cet agent est plus prononcée. Ah! Dieu me garde de pousser trop loin l'humorisme! les progrès de la science ont rejeté bien loin l'opinion des anciens qui regardaient l'altération des humeurs comme cause de toutes les maladies. Je suis plutôt vitaliste (1) qu'humoriste (2); et sans être éclectique (3), je pense que l'altération de quelques humeurs peut devenir cause de maladie. Je ne proclame la bonté d'une médication par un agent thérapeutique, que lorsque mon expérience m'en a dé-

---

(1) On donne le nom de vitalistes aux médecins qui font provenir toutes les maladies d'une lésion du principe vital ou des propriétés vitales.

(2) Les médecins humoristes sont ceux qui font consister l'essence de toutes les maladies dans l'altération primitive des humeurs

(3) L'éclectisme médical consiste à prendre dans tous les systèmes ce qu'ils ont de bon. Les médecins éclectiques sont ceux qui ont cette manière d'agir. Ce n'est point le lieu de la controverser; des hommes plus savans que moi l'ont déjà fait. Cependant je dirai que je crois cette méthode bonne dans l'emploi des moyens de curation, et très-défectueuse dans la manière d'analyser les maladies.

montré les heureux résultats; je pense de plus, que l'expérience ne consiste pas dans la masse et le nombre des faits observés, mais bien dans l'appréciation de ces mêmes faits. L'observation attentive des phénomènes morbides, leur comparaison avec ceux qui constituent l'état de santé, apprennent au médecin observateur quel genre de maladie il a à combattre. L'appréciation à leur juste valeur des résultats qu'il peut obtenir par l'emploi d'un agent thérapeutique sur plusieurs maladies de même nature, peut seule motiver la préconisation de l'efficacité de cet agent.

Humeurs. Résultat de l'action des solides, et des fonctions dont sont chargés les organes, les humeurs sont contenues dans des vaisseaux, des réservoirs et des viscères; elles sont transportées dans toute l'économie pour fournir, les unes, des matériaux nutritifs propres à l'entretien de la vie, d'autres, afin de procurer aux surfaces une lubrifaction nécessaire au jeu des organes, d'autres enfin, forment le résidu de ces différens organes.

Je ne parlerai ici que des humeurs sur lesquelles l'action des eaux de Vichy est assez puissante pour déterminer des changemens favorables ou nuisibles aux organes qu'elles parcourent, ou dans lesquels elles séjournent.

Je noterai les caractères chymiques du sang, comme l'humeur essentiellement nutritive et la plus répandue; ceux du chyme et du chyle comme résultat premier de la digestion, ceux du suc gastrique et de la bile, etc., comme absolument nécessaires à cette fonction, et, enfin, ceux de l'urine comme humeur excrétée et pouvant influer d'une manière directe sur l'organe qui la sécrète et sur celui qui la contient.

Le sang. Le sang chez l'homme se compose d'eau, d'albumine, de fibrine, d'un principe colorant et de différens sels ; ces élémens varient dans leurs proportions suivant l'âge, le sexe, l'idiosyncrasie et suivant l'époque de la journée. La condition la plus essentielle à la circulation, est sa fluidité ; plus il est fluide, plus l'eau prédomine, plus sa circulation est facile; elle devient d'autant plus difficile que l'albumine est plus condensée. On a vu dans la cruelle épidémie qui ravagea une partie de la France (le choléra), le sang acquérir une consistance telle que sa circulation était nulle dans la plupart des rameaux artériels, et à l'autopsie on trouvait dans les gros troncs et dans le cœur le sang avec une consistance telle, qu'il y avait impossibilité à ce qu'il répandît les matériaux nutritifs dans toute l'économie.

Aucun médecin n'ignore la différence que l'on trouve dans le sang d'un homme bien constitué et bien portant qui se trouve momentanément atteint d'une maladie pour laquelle il faut avoir recours à une saignée prompte, de celui que fournit l'homme usé par une maladie ancienne qui a détérioré sa santé, etc.; chez le premier, le sang est d'un rouge noir, il se coagule promptement à l'air, il est sec; sa partie supérieure se couvre d'une couenne inflammatoire qui a l'aspect de vieux lard; tandis que le sang du second est limpide, aqueux, d'une coagulation difficile; la partie aqueuse s'en sépare presqu'à la sortie, et vient se placer au-dessus de la partie colorante et fibrineuse. Certainement les proportions des élémens qui constituent ce liquide ne seront pas les mêmes dans ces deux fluides; chez le premier, l'albumine et la fibrine domineront; tandis que chez l'autre, ce sera la partie aqueuse.

Dans certaines maladies, le sang se charge de certains principes qui constituent ces maladies. Si ce sang qui est chargé de porter la nutrition à tous nos organes est imprégné de substances nuisibles à l'entretien de ces mêmes organes et à l'exercice de leurs fonctions, nécessairement on aura atteint un grand but, si l'on peut connaître et la nature de ces substances nuisibles, et les moyens de détruire leur effet pernicieux. Si ce liquide, soit par l'absorption, soit par la digestion, reçoit des substances avec lesquelles il est mélangé un caractère trop acide, nécessairement ce mélange doit nuire, non-seulement à la qualité nutritive, en ce qu'il peut développer des sympathies morbides dans son trajet, mais encore parce que ce trajet peut être rendu difficile par la consistance anomale de l'albumine mise en contact avec un acide; ce n'est peut-être pas par ce caractère chimique, proprement dit, qu'il sera nuisible; mais bien parce que ce retard fera accumuler une quantité de liquide trop considérable dans les organes, point de départ, et fixera sur eux un point d'excitation permanent qui dérangera leurs fonctions.

Je m'étends un peu sur ce qui peut arriver, par la trop grande viscosité du sang comme effet morbide, parce que l'agent thérapeutique sur lequel j'écris, agit principalement d'une manière chimique sur cette altération de ce liquide. La quantité de soude que tient en dissolution l'eau minérale de Vichy est un sûr garant de la réussite, dans ce qui peut résulter de cette affection, parce qu'il est reconnu que la soude entretient la fluidité des liquides avec lesquels elle est mélangée; et dans ce cas elle rend, comme substance alcaline, la limpidité que l'albumine avait perdue sous une influence acide, en détruisant cette influence. Tirez du sang à un individu soumis depuis quelques temps à la médication par l'eau minérale de Vichy, vous trouverez le caractère constamment alcalin; tandis que celui que vous aurez tiré d'une personne atteinte de certaines maladies, aura le caractère essentiellement acide. Il est hors de doute que ces deux qualités du sang doivent exciter d'une manière différente les organes auxquels ce liquide apporte la nutrition.

Du reste, les différentes altérations du sang,

étant actuellement l'objet des recherches de plusieurs chimistes, le résultat de leurs travaux doit être très-important pour le soulagement de l'homme malade; attendons.

Suc gastrique. Le suc gastrique est, dit-on, le résultat de la sécrétion des petites glandes cachées dans les nombreux replis membraneux de la surface muqueuse de l'estomac. *Leuret* et *Lassaigne*, *Tiedmann* et *Gmelin* ont tous les quatre trouvé le caractère acide au suc gastrique; les deux derniers ont remarqué que cette acidité était d'autant plus forte que les organes étaient soumis à une excitation plus grande.

Chyme. Le chyme est le fluide qui se forme dans l'estomac par suite de la transformation du bol alimentaire en pâte chymeuse. Sa composition chimique varie selon l'espèce d'aliment avec lequel il est formé, et selon l'état de l'estomac; mais se trouvant imprégné de suc gastrique, il prend la même nature que lui, c'est-à-dire, qu'il s'acidifie sous la même influence. Il n'est aucun individu qui, après un repas copieux, n'ait éprouvé ces renvois aigres, qui sont si désagréables dans une mauvaise digestion; ils proviennent de l'acidité du chyme, de la difficulté qu'il éprouve à franchir l'ouverture pylorique, et de l'état maladif de l'estomac; un verre d'eau minérale pris après le repas, les fait disparaître comme par enchantement.

Chyle. Après le passage du pylore, le chyme ayant subi l'action de la bile et du suc pancréatique, devient chyle; ce liquide conserve toujours le même caractère chimique qui devient encore plus prononcé quand l'organe où se fait la transformation, se trouve malade; il est absorbé par les vaisseaux chylifères qui le transportent dans le réservoir de *pecquet* où il se mêle à d'autres humeurs.

Bile. La bile est un liquide sécrété par le foie, d'une viscosité plus prononcée que les autres liquides de la digestion, et composé d'eau d'albumine, de différens sels et de résine. Dans l'état de santé son caractère chimique est alcalin, mais il varie suivant l'état pathologique de l'organe sécréteur; or, comme ces maladies sont les plus communes parmi celles qui viennent aux eaux, nous voyons ce liquide avoir un caractère d'acidité souvent bien prononcé. C'est à ce caractère que les anciens médecins humoristes attribuaient l'épaississement de ce liquide; les observations qu'ils nous ont transmises sur ces maladies, étaient toutes basées sur cette croyance. Ce qui est de véritable observation, c'est que souvent la bile trop visqueuse a beaucoup de peine à traverser les canaux, et force, par ce retard, celle qui la suit à séjourner dans les viscères. Ce séjour peut y occasioner de l'excitation, et par suite les effets qu'elle produit. Ce liquide, outre la séparation du chyle qu'il opère, entretient, par sa qualité un peu irritante dans la progression que suit la digestion, le mouvement péristaltique des intestins grêles, nécessaire à cette progression.

Suc pancréatique. Le suc pancréatique est le liquide résultant de la sécrétion du pancréas ; il favorise, conjointement avec la bile, la séparation du chyle ; il est composé d'eau, d'albumine, de différens sels, etc. En état de santé, son caractère chimique est alcalin, mais il prend un caractère acide sous une influence morbide. Les anciens disaient que le caractère acide du suc pancréatique, et l'obstruction qui en résultait, constituaient la cause des fièvres à type périodique ; ils expliquaient par là les nombreux engorgemens qui survenaient à la suite des maladies intermittentes.

Appareil urinaire. L'appareil urinaire se compose d'organes qui sécrètent (les reins), donnent passage (les urétères) et contiennent (la vessie) l'urine. Ce dernier organe a aussi son canal excréteur, qui est l'urètre. La fonction de cet appareil est entièrement dépuratoire, c'est-à-dire, qu'elle sert à éliminer du sang qui est le principal moteur de la nutrition, le superflu de sérosité qu'il contient, et tous les fluides non assimilables.

Le résultat de cette sécrétion porte le nom d'urine ; le principe dominant de ce liquide est l'urée, substance susceptible de devenir acide, soit par l'effet morbide, soit par son mélange avec d'autres substances, et de former des sels. Les nombreux matériaux que l'on retrouve dans ce liquide lui donnent une grande facilité à former différentes concrétions; c'est sur la formation de ces concrétions que l'eau alcaline gazeuse de Vichy a beaucoup d'influence. C'est une affection qui se présente souvent, et dans laquelle on retire un très-grand avantage par leur usage. La plupart des praticiens qui ont employé les substances alcalines, pour obtenir un résultat favorable dans la formation des calculs vésicaux ou biliaires, ont toujours craint de pousser cet emploi trop loin, pensant que les liquides trop alcalisés pouvaient nuire aux organes avec lesquels ils se trouvaient en contact.

La quantité de gaz acide carbonique qui se trouve dans la composition des eaux de Vichy, et qui rend l'alcali qui y est contenu à l'état de bicarbonate, doit influer beaucoup sur l'emploi de ce moyen : la présence de ce gaz doit modifier l'action du sel alcalin, et faire qu'il agisse sans inconvénient sur l'urine et les calculs qui pourraient se trouver contenus dans la vessie. Le grand nombre de malades qui fréquentent les eaux de Vichy, depuis un temps immémorial, les nombreuses observations recueillies par les médecins placés sur les lieux, les expériences faites par de savans chimistes que l'état de leur santé y appelait, tout doit concourir à combattre cette crainte, et à démontrer l'innocuité de l'alcalisation des humeurs par l'usage des eaux minérales. Deux verres d'eau minérale suffisent pour alcaliser quelques sécrétions; un bain seul, en diminuant la densité de l'urine, comme le fait ordinairement le bain d'eau douce, non-seulement alcalise cette sécrétion momentanément, mais par son action prolongée, il l'augmente et la fait durer long-temps après la sortie du bain. Du reste, je ne crois pouvoir rien faire de mieux que de rapporter ce qu'en dit le savant Darcet, qui a fait les expériences, non-seulement sur les lieux, mais encore sur lui-même.

« Un verre, ou deux décilitres d'eau thermale de Vichy, contenant environ un gramme » de bicarbonate de soude, pris à jeun, et » l'urine étant acide, ne suffit pas pour alcaliser » cette sécrétion ; l'urine, quoique moins acide, » reste parfaitement libre, et ne laisse déposer » qu'un peu de mucus dans l'espace de douze » heures.

» En prenant à jeun deux verres d'eau de » Vichy, qui contiennent environ deux grammes » de bicarbonate de soude, l'urine devient » promptement alcaline ; elle est alors très-claire, et ne laisse déposer en refroidissant » que peu de mucus. Les urines rendues pendant la journée ont les mêmes caractères, et » ce n'est que huit ou neuf heures après avoir » bu l'eau de Vichy que l'urine reprend son » acidité naturelle.

» Trois verres d'eau de Vichy, bus à jeun, » influent sur la sécrétion de l'urine, de manière » à la rendre alcaline presque pendant vingt-

» quatre heures; l'urine, dans ce cas, est parfai-
» tement claire, et ne laisse déposer, en refroi-
» dissant à l'air, que très-peu de mucus.

» En buvant quatre verres d'eau de Vichy,
» qui représentent à peu près quatre grammes
» de bicarbonate de soude sec, l'urine est cons-
» tamment alcaline; cette urine est bien claire et
» ne laisse déposer que peu de mucus, quoique
» restant exposée à l'air pendant douze heures.

» Cinq verres d'eau de Vichy, bus le matin
» à jeun, produisent les mêmes effets, mais d'une
» manière encore plus prononcée: à ce terme,
» l'urine est constamment alcaline et parfaite-
» ment claire; celle que l'on rend le matin est
» très-colorée, bien claire, et ne laisse déposer
» que très-peu de mucus; l'alcalinité augmente
» encore dans l'urine de la nuit, lorsqu'on s'est
» baigné dans l'eau minérale avant le dîner, et
» surtout lorsqu'on a dû, pour rémédier à une
» digestion pénible, boire un verre d'eau de
» Vichy dans le courant de la soirée.

» Ce qui précède fait voir que les buveurs
» d'eau qui prennent à Vichy jusqu'à cinq
» verres d'eau minérale chaque matin, et qui
» se baignent en outre tous les jours dans l'eau
» thermale, se trouvent soumis à un régime dont
» le résultat doit être d'alcaliser leur urine pen-
» dant tout le temps qu'ils prennent les eaux,
» c'est-à-dire, trente ou quarante jours de suite.»

On peut conclure que l'usage de l'eau minérale de Vichy, en alcalisant le résultat de cette sécrétion, ainsi que celle de toutes les autres, ne porte point préjudice par cette longue alcalisation aux organes, et que, dans beaucoup de cas, celui de la formation des graviers, par exemple, on peut en retirer de très-grands avantages. Ainsi donc la crainte que l'on pouvait avoir, en alcalisant trop les urines pour le traitement de certaines affections, doit cesser tout à fait, puisqu'on voit les malades être sous l'influence d'une saturation alcaline pendant près de six semaines, sans en éprouver d'incommodité. Cependant il est des exceptions. J'ai été à même de voir plusieurs malades se trouver fatiguer de cette trop grande saturation; mais en faisant cesser l'usage des eaux, on faisait cesser aussi le malaise.

Au résumé, l'action de l'eau minérale de Vichy est excitante, et ne doit être employée que pour obtenir une médication révulsive. Cette action excitante réside dans les gaz et les sels qu'elle tient en dissolution, et dans sa température élevée. Par son caractère alcalin, elle neutralise le mauvais effet qui pourrait provenir du caractère acide trop prononcé, soit des humeurs contenues dans l'estomac, soit du bol alimentaire, soit de la sécrétion d'organes malades. En outre, dans ce dernier cas, par son action révulsive, elle diminue la tendance à cette acidité qu'ont les organes placés sous une influence morbide.

CINQUIÈME LETTRE.

RÈGLES A SUIVRE POUR L'USAGE DES EAUX. MODE D'ADMINISTRATION. HYGIÈNE DU MALADE SOUMIS A LEUR ACTION.

CHAPITRE PREMIER.

RÈGLES A SUIVRE QUAND ON VEUT SE SOUMETTRE A L'USAGE DES EAUX, ET QUAND ON Y EST SOUMIS.

HIPPOCRATE a recommandé, quand on employait un remède, de l'entourer de toutes les circonstances les plus favorables à son succès. En jetant un coup d'œil sur la nature des cas pathologiques qui viennent se soumettre à l'action des eaux minérales de Vichy, l'observateur remarque que c'est presque toujours des affections intérieures dont les malades sont atteints. Si, comme je le pense, ces affections reconnaissent pour principe l'irritation, et qu'on se rappelle de l'axiome, *ubi dolor, ubi fluxus,* on pensera qu'il y a concentration de vitalité à l'intérieur. La saison de l'année n'est donc point indifférente pour suivre une médication avec le secours de cet agent. Tout le monde sait. physiologiquement parlant, que l'année, par rapport aux fonctions vitales, se partage en deux grandes divisions, l'une de concentration, l'autre d'expansion. Sous l'empire de la saison froide, la vie intérieure est beaucoup plus active; les sécrétions extérieures sont plus rares; il y a refoulement sur les viscères internes et leur couloirs naturels; tandis que dans la saison chaude, le contraire a lieu; la nutrition, si je puis le dire, est plus expansive, tout le mouvement vital se porte à la périphérie, il s'opère une dépuration ou une révulsion excrémentitielle presque naturelle. Pour obtenir plus de succès dans une médication où le plus grand effort révulsif doit se porter à l'extérieur, il faut, pour se conformer au précepte d'Hippocrate, choisir la saison qui favorise le plus cette expansion; cette saison commencera donc à la fin du printemps, pour finir au commencement de l'automne. S'il arrivait quelques cas extraordinaires où l'on fût obligé de suspendre les eaux, l'espace de temps est assez long pour que tout le bien que l'on veut retirer de l'emploi de ce genre de médicament puisse avoir lieu. Je sais bien que les eaux ont, dans toutes les saisons, les mêmes propriétés, mais il est certain qu'on n'obtiendrait pas en tout temps les mêmes résultats, parce que tous les adjuvans ne pourraient point être employés. C'est dans l'espace de temps dont j'ai parlé plus haut, que les organes sont le plus disposés à se débarrasser de tout ce qui gêne leurs fonctions, et où les révulsions que l'on veut opérer extérieurement, présentent le plus de chances de succès.

Autrefois les anciens médecins pensaient qu'avant l'usage des eaux minérales, il fallait préparer les malades, soit par des saignées, soit par des purgatifs, etc.; je pense qu'un médecin ne doit point envoyer aux eaux des malades avant d'avoir réduit l'état de leurs organes au degré d'irritation suffisant, pour que le médecin des eaux puisse obtenir une révulsion favorable, en employant l'agent thérapeutique qu'il dirige. Ce dernier, s'il agit avec prudence, doit sonder, par une médication préparatoire, si tous les organes malades sont dans l'état voulu. S'ils le sont, il doit agir sans crainte; s'ils ne le sont pas, il doit les y placer. Ce n'est qu'avec toutes ces précautions que l'on peut obtenir des succès; ils seront certains, et j'ai l'intime conviction qu'en suivant la marche que j'indique, l'agent thérapeutique que mon pays possède, ramènera à leur état physiologique beaucoup d'organes atteints d'affections morbides, et qui négligés, provoqueraient beaucoup plus tôt le dépérissement de toute notre organisation.

Mode d'administration.

Les eaux minéro-thermales de Vichy s'emploient en boisson, bains et douches.

En boisson. Il est extrêmement utile de prendre les eaux de Vichy à la source, pour que les gaz qu'elles contiennent ne s'évaporent pas. Par son contact avec nos organes, ce gaz sert quelquefois lui-même d'agent thérapeutique ; on s'en priverait, si l'on employait les eaux transportées ; cependant il est des cas où le malade ne pouvant se rendre à la fontaine, on se trouve obligé d'user du transport ; elles sont moins actives : on se sert quelquefois de ce moyen pour essayer si les organes les supportent.

Quand il est sur les lieux, c'est le matin à jeun et au lever du soleil que le buveur doit commencer à boire; son estomac étant vide et n'ayant rien à digérer, reçoit toute l'impression médicamenteuse du liquide avec lequel on le met en contact.

La dose est relative à la nature de l'affection que l'on veut combattre et à la susceptibilité de l'organe; mais un médecin qui ignorerait le maniement des eaux, et leur effet dans toutes les circonstances, pourrait être trop méticuleux ; il faut bien connaître l'agent que l'on emploie, et ne pas s'arrêter à quelques phénomènes extérieurs qui ne sont que passagers et qui ne présentent rien de dangereux. Cette dose varie depuis deux jusqu'à six verres : l'intervalle que l'on doit mettre entre chaque verre, est ordinairement d'une demi-heure ; l'exercice modéré que l'on prend dans cet intervalle, la distraction que l'on éprouve par des conversations de société, facilite beaucoup la digestion des eaux.

Il arrive très-rarement que de prime abord le médecin conseille l'eau en boisson, sans tempérer son activité par un mélange avec d'autres boissons de telle ou telle nature, suivant l'indication.

Comme les eaux de Vichy sont principalement alcalines, une demi-heure après le repas, et pour éviter les rapports acides qui sont souvent le résultat d'une mauvaise digestion pour des estomacs malades, le médecin conseille un ou deux verres d'eau de la source de l'Hôpital. Cette boisson, en se mélangeant avec le bol alimentaire qui présente pour l'ordinaire, dans ce moment, un caractère d'acidité très-prononcé, neutralise ce caractère acide, et facilite par cela même le premier travail de la digestion. On peut la remplacer par les pastilles alcalines dont je parlerai plus tard.

En bains. Les malades ne prennent jamais de bain d'eau minérale pure ; une irritation vive de l'organe cutané, et de là une réaction violente sur les organes intérieurs déjà malades, pourraient en être le résultat, et avoir des conséquences fâcheuses. Quand on prend un bain de pied d'eau minérale pure, il fait l'effet d'un sinapisme sur toute la partie qui est plongée dans l'eau.

On tempère l'action de l'eau minérale, en y ajoutant, soit moitié, soit un tiers, soit un quart d'eau douce : on élève ou on abaisse la température du bain selon que l'on veut obtenir une irritation révulsive plus ou moins forte.

Mais comme dans un bain d'une température un peu élevée, il existe souvent une légère congestion au cerveau, il est d'usage d'ordonner aux malades à qui cela arrive un pédiluve d'eau minérale pure, en sortant du bain.

Le but de ce bain est de faire une plus forte révulsion sur les parties inférieures, afin d'y appeler l'afflux du sang.

Son effet est de rougir la partie des jambes qui y a été plongée, comme si l'on eût pris un pédiluve sinapisé : on peut juger par l'effet de ce bain de pied ce qui résulterait si on y plongeait le corps entier.

Ces bains de pieds ou pédiluves se prennent le plus ordinairement dans les cabinets des douches, afin que l'eau étant prise plus près de la source, elle perde moins de température dans le trajet qu'elle a à parcourir pour arriver au robinet d'où elle s'échappe.

On prend quelquefois deux bains par jour ; le second est le plus souvent d'eau douce ; il est pris pour tempérer un peu l'action du bain d'eau minérale, quand l'excitation qui en est résultée fatigue un peu le baigneur.

La température du bain ordinaire d'eau minérale ne doit pas excéder 26^{d} R., si ce n'est pour les malades auxquels les bains pris à ce degré occasionent des frissons, et par là un refoulement trop considérable sur les organes intérieurs déjà malades; au reste, l'idiosyncrasie du baigneur règle souvent cette température, que l'on peut aussi élever suivant le résultat que le médecin veut obtenir. A une température élevée, le bain devient très-excitant; pendant un jour très-chaud, il faut toujours en diminuer la température : la durée du bain varie de trente à cinquante minutes.

En douches. En ordonnant la douche, le médecin veut le plus ordinairement faire un appel direct sur la peau, à l'endroit correspondant au siége de la maladie. C'est donc sur l'organe malade que vient tomber directement le jet de la douche; on diminue plus ou moins la hauteur de ce jet par des conduits en cuir qui ont l'avantage d'être dirigés sur la partie du corps que l'on veut soumettre à cette médication. La durée de la douche est de quinze à vingt-cinq minutes; immédiatement après, on se plonge dans un bain d'eau minérale mitigée, dans lequel on reste une demi-heure; on a le soin de se couvrir les parties qui sont en dehors de l'eau avec des linges chauds, afin de leur ôter toute l'humidité dont elles ont été imprégnées pendant l'action de la douche. Le malade soumis à son effet, éprouve un picotement violent à l'endroit où il reçoit la chute de l'eau. Cette partie devient rouge, la circulation capillaire s'y fait avec plus d'activité, et, si la douche était prolongée, il serait possible que l'épiderme s'enlevât comme dans les brûlures. Le bain que l'on prend ensuite vient calmer cette congestion locale, et remettre un peu d'équilibre dans la circulation sous-cutanée. Dans l'établissement de Vichy, les douches ont à peu près huit pieds de chute ; mais comme la hauteur de la chute et le calibre des tuyaux doivent varier selon le résultat que l'on veut obtenir, on a adapté au tuyaux de descente des tubes en cuir de longueurs différentes, et qui se terminent par un ajutage, dont l'extrémité présente une ou plusieurs ouvertures pour varier les douches.

Il y a aussi une douche ascendante; cette douche s'applique spécialement au vagin, au rectum et au périnée. La ténuité du tissu qui reçoit la secousse de la force du jet, et l'impression de la chaleur de l'eau, en rendent l'usage très-rare.

Pastilles de Darcet. Les eaux de Vichy, c'est-à-dire, leur principe actif, sont encore administrées sous la forme de pastilles; le carbonate de soude saturé, au moyen d'un appareil créé par M. Darcet, par le gaz acide carbonique qui se dégage en grande quantité des sources de Vichy, et qui, par cette saturation, devient bicarbonate, sert de base aux pastilles dont la composition est due à ce savant chimiste. Deux ou trois de ces pastilles suffisent ordinairement pour faciliter une digestion pénible, ou remédier à une indigestion. Prises à l'avance, elles préparent l'estomac à recevoir des alimens qui, sans ce secours, troubleraient ses fonctions. Quand la quantité de liquide fatigue cet organe par son volume ou par son poids, on a recours aux pastilles qui remplissent le même but. Nous devons cette découverte à M. Darcet, qui n'a pas craint de faire sur lui-même les expériences nécessaires pour arriver à ce but.

Hygiène du malade soumis à l'action des eaux minérales de Vichy.

L'usage des eaux, soit en boisson, soit en bain, soit en douche, ne réussira pas, ou réussira très-peu, si, outre la maladie, le médecin a encore à combattre l'opposition du malade, qui ne tient point compte des règles hygiéniques à suivre, pour obtenir sa guérison. Si je reconnais aux eaux minérales de Vichy des effets dont le résultat est le plus ordinairement satisfaisant, il serait absurde de penser que les moyens accessoires n'entrent pour rien dans les succès obtenus; je les regarde comme essentiellement nécessaires à la médication, et peut-être que sans eux on en obtiendrait beaucoup moins. Parmi ces moyens adjuvans, le régime doit tenir la première place; par son secours et son observance, on parvient souvent à guérir les affections les plus rebelles ; et c'est principalement quand on agit sur de grandes surfaces, comme on le fait à Vichy, que les règles hygiéniques doivent être le plus strictement observées.

Le malade ne doit jamais s'écarter des conseils que lui donne le médecin qui le dirige ; j'ai vu de funestes effets résultans des conseils irréfléchis donnés par des personnes étrangères à l'art de guérir, et ils abondent toujours dans ces lieux de réunions ; elles pensent que dès qu'on doit boire de l'eau, peu importe et la qualité et la quantité. Sur vingt personnes, je suppose, qui se conduiront ainsi, deux n'éprouveront aucun accident et dix-huit aggraveront leurs maux, s'il ne survient pas pis. J'ai vu un malade mourir subitement, après avoir bu pendant deux jours quinze verres d'eau chaque jour. Une femme qu'il avait engagée à en faire autant, ne put aller jusqu'à ce taux-là ; mais elle en but dix verres : elle a été extrêmement malade, et a failli succomber à une gastro-hépatique aiguë, occasionée par la trop grande excitation produite par la quantité trop grande d'eau ingérée.

Pour retirer tout l'avantage qu'il se promet de l'usage des eaux de Vichy, le malade, pendant son séjour, doit suivre exactement les avis du médecin qu'il consulte.

Comme c'est au lever du soleil que le buveur va prendre les eaux, il doit être couvert toujours un peu chaudement, et remplir l'intervalle qu'il met entre les verres, par quelques lectures agréables, soit dans les nombreuses allées du jardin, soit, quand il pleut ou que le temps est un peu humide, dans les vastes galeries de l'établissement. Si le sol est humide, il doit se pourvoir de chaussure forte ou plutôt de double chaussure; les dames doivent réformer ces petits souliers minces qu'elles auront soin de réserver pour les salons; la chaleur et la sécheresse des pieds ont souvent une grande influence sur la santé; aussi on ne saurait y apporter trop de précaution.

Le buveur sentira que les eaux passent bien, quand elles n'exciteront ni céphalalgie, ni pesanteur d'estomac, ni envie de vomir, et qu'au bout de quelques instans il sera disposé à en boire un second verre. Quand on n'urine pas en buvant les eaux, les malades craignent que leurs eaux ne passent pas; ils doivent se rassurer s'ils n'éprouvent aucun des symptômes ci-dessus cités. Les urines ne se rendront que quelques heures après.

Lorsque les phénomènes indiqués ci-dessus surviennent, il faut diminuer la dose de la boisson, prendre plus d'exercice et changer de source. Comme nous possédons plusieurs fontaines qui ont toutes à peu près les mêmes principes, il faut ingérer dans l'estomac l'eau que cet organe supporte le mieux et qu'il digère plus facilement.

Il faut bien que le malade s'en tienne à la

quantité ordonnée par le médecin; car s'il en était autrement, ce dernier ne pourrait pas toujours se rendre compte de ce qui pourrait survenir; l'impatience des malades les porte souvent à outre-passer ce qu'il dit; mais on a tort; il peut en résulter des accidens très-graves. Il ne faut pas non plus que les personnes qui fréquentent les eaux pour leur plaisir, en boivent une grande quantité : cette boisson prise intempestivement peut être très-nuisible. Il ne faut pas que le malade se décourage, si les eaux ne produisent pas tout de suite tout le bien qu'on en attendait; ce n'est qu'après plusieurs semaines que le bien se fait sentir. Quelques personnes ne comprendront peut-être pas comment un médicament peut opérer long-temps après qu'on en a discontinué l'usage; je vais expliquer comment je l'entends.

Il a été reconnu que l'usage des eaux de Vichy rend alcalins la plus grande partie de nos fluides; quelques verres et quelques bains d'eau minérale suffisent pour cette alcalisation ; les expériences de M. Darcet ont prouvé que cet état alcalin non-seulement existe pendant tout le temps du traitement, mais encore se prolonge, en diminuant à la vérité, long-temps après la cessation de la cause.

Cette saturation alcaline, cette modification anomale de nos humeurs, opèrent un travail dépuratoire dans nos organes sécréteurs ; et ce n'est que quand cette saturation et ce travail sont terminés, et que la cause ne les alimente plus, que le malade se sent soulagé, et que ses fonctions sont plus libres.

C'est ordinairement pendant que l'on boit les eaux et dans l'intervalle de deux verres que l'on prend le bain. Le malade ne doit jamais entrer dans l'eau si le corps est trempé de sueur; il doit mettre son bain à la température qui lui convient, à moins que le médecin lui ait prescrit un degré déterminé. Pendant le bain, on peut avaler les verres d'eau qui restent à boire. La température dans laquelle on est plongé facilite leur digestion. La durée du bain varie depuis trente jusqu'à cinquante minutes; il ne faut pas y rester aussi long-temps, si on y éprouve un malaise qui persiste. En sortant du bain, il faut avoir tout prêt du linge sec et chaud, pour qu'immédiatement sorti de l'eau, on soit enveloppé, frictionné et séché dans le plus court délai possible. Les bains rendant la peau très-impressionnable, il faut avoir la précaution, au sortir du cabinet de bain, de se couvrir un peu plus que d'habitude. On ferait très-bien, s'il n'y avait aucun empêchement, d'aller se mettre au lit pendant une heure pour bien finir de se sécher.

Après avoir pris les eaux et le bain, il faut déjeuner sobrement; le malade jugera lui-même qu'il ne doit point surcharger d'alimens un estomac qu'il vient de remplir d'eau. A Vichy, on a pris la bonne habitude de ne faire que deux repas, de manière qu'avant déjeuner on peut boire les eaux et prendre son bain. La boisson aura été facilement digérée pendant l'intervalle, et l'estomac éprouvera même un besoin de prendre, par la légère surexcitation occasionée par les eaux.

Il ne faut pas que le malade s'étonne de cette surexcitation; elle est nécessaire en ce qu'elle facilite la digestion des substances ingérées. Le déjeuner doit se composer de potages maigres, d'œufs frais, de quelques viandes rôties ou grillées. On doit interdire le café et le chocolat; il ne doit être permis qu'aux personnes qui en ont contracté l'habitude depuis long-temps. Pendant l'intervalle qui sépare le déjeuner du dîner, le buveur se retire dans son appartement; souvent la chaleur du jour l'empêche de sortir; alors il doit remplir cet espace de temps par des lectures amusantes; il doit se débarrasser des ornemens de toilette qu'il a pris pour assister au repas, se réunir en petit comité pour, par des causeries agréables, éloigner autant que possible, l'idée de la douleur qui pourrait aggraver son mal. Dans le doux abandon d'une conversation familière, dans les distractions agréables qu'il peut se procurer, le moral d'un malade se fortifie; et tel qui est venu aux eaux dans un état qu'il croyait désespéré, voit déjà luire pour lui un avenir plus heureux, et commence à avoir la douce consolation de pouvoir jouir encore des plaisirs de la vie qu'il croyait à jamais perdus.

Les malades qui n'ont pas pris leur bain avant le déjeuner, ceux qui en prennent deux par jour, se rendent deux heures environ avant le dîner dans les cabinets de bains, et par un bain frais modèrent les effets de la température de l'air qui est parfois très-élevée.

Le dîner arrive; pour le malade ce repas ne doit se composer que de choses faciles à digérer. Cependant il faut manger; mais il doit être en garde contre l'appétit que l'usage des eaux peut produire: c'est le cas de dire qu'il faut se retirer de table avec la faim. Lorsque l'estomac est trop rempli, il appelle à lui trop de force pour digérer, et souvent digérer mal : les indigestions peuvent nuire beaucoup au traitement.

Les potages, les consommés, les viandes bouillies, rôties ou grillées, les légumes frais, les fruits bien mûrs et non acides, doivent composer le repas. On doit s'abstenir de viandes noires, salées, de ragoûts, de pâtisserie, de fromage, de liqueurs alcooliques, etc.

Après le dîner, dès que la chaleur est un peu tombée, des promenades à pied, en voiture découverte, une calvacade à âne facilitent beaucoup la digestion. Vichy est pourvu abondamment de moyens de se récréer : des promenades ombragées et rafraîchies, soit par le cours de l'Allier, soit par celui du Sichon, offrent beaucoup d'agrément aux étrangers.

On doit toujours être vêtu chaudement, ne jamais sortir par un temps humide, ou au moins avoir des garanties contre l'humidité; ne jamais rentrer trop tard pour ne pas s'exposer à la brise du soir ou au serein; enfin, éviter autant que possible la brusque variation de l'atmosphère.

Le malade trouvera, soit dans les salons des hôtels, soit dans le salon de l'établissement, les moyens de passer la soirée agréablement : la lecture des journaux, la danse pendant quelques heures, car jamais il ne faut la pousser jusqu'à la fatigue, les causeries particulières, sont des accessoires au traitement d'une maladie qui souvent paraissait incurable, et que l'on voit disparaître peu à peu sous l'influence d'un traitement raisonné.

Je le répète, pour seconder l'effet des eaux, il faut du repos d'esprit, des exercices modérés, de douces distractions, en un mot, l'absence de tout ce qui peut occasioner une excitation morale.

Calmer l'imagination d'un malade qui est presque toujours exaltée par la nature même de sa maladie, chercher à remettre les fonctions digestives dans leur état normal, est, sans nul doute, la première indication qui doit frapper le plus vivement le praticien qui conseille et surveille le malade soumis à l'action des eaux de Vichy.

CHAPITRE II.

MALADIES TRAITÉES PAR LES EAUX DE VICHY.

La nomenclature des affections morbides, pour lesquelles les eaux minérales de Vichy sont employées, est assez difficile à établir. Les différentes maladies s'enchaînent tellement entre elles par les sympathies qu'ont entre eux les organes qu'elles affectent, que souvent ceux qui présentent le plus de symptômes morbides saillans, sont ceux qui ne sont affectés que secondairement. Il faut faire une étude particulière de la vitalité de chacun d'eux; 1°. de celle qu'il doit avoir dans l'état sain; 2°. de celle qui lui est substituée par l'effet de l'état maladif, et 3°. enfin, de celle qu'on lui a procurée par l'usage des substances médicamenteuses employées dans la médication que l'on a déjà suivie pour le ramener à l'état de santé. Les malades arrivent aux eaux sous l'influence de ces diverses circonstances; il faut que le médecin qui doit les diriger dans ce genre de médication, sache bien les apprécier pour que l'application de l'agent thérapeutique soit faite rationnellement. Si je suis loin de penser et de dire que toutes les cures que l'on fait faire aux eaux minérales, sont marquées au cachet de la vérité, je combattrai je crois victorieusement, ceux qui pensent que l'emploi des eaux minérales n'est qu'un moyen de spéculation et qu'une vogue de charlatanisme. C'est par leur température et par leurs principes minéralisateurs que ces eaux agissent; mais elles ne le font pas autrement que le feraient les mêmes principes unis de la même manière et entourés des mêmes circonstances. Il doit être démontré à tout observateur que la qualité chimique des humeurs ne doit point être indifférente à la vitalité des organes, lorsque cette qualité chimique a changé de nature, en augmentant ou en diminuant de principe. Je suis loin de penser que le rôle que les anciens faisaient jouer à ces fluides dans les maladies, soit réel; ce n'est point par leur dépravation que je pense qu'elles portent le germe des maladies, mais c'est par leur action physique sur les tissus, que je les regarde souvent comme causes de ces mêmes maladies. Ce n'est qu'en augmentant ou en diminuant, ou même en pervertissant la vitalité des organes avec lesquels elles se trouvent en contact, soit qu'elles dépendent de leurs sécrétions, soit qu'elles ne fassent que les parcourir. Je ne leur reconnais qu'une propriété stimulante ou débilitante, revenant toujours à la théorie de l'irritation comme principe du plus grand nombre de maladies.

Les liquides et les solides composent notre organisation. Dans l'état de santé ils se comportent de telle ou telle manière ; dans l'état de maladie, cette manière est changée. Ce changement vient tantôt des solides, tantôt des liquides qui peuvent être alternativement effet et cause.

Les liquides qui sont principalement chargés de porter à nos organes leurs principes nutritifs, peuvent par l'état morbide subir des modifications, soit dans leurs qualités physiques, soit dans leur composition chimique ; une des principales conditions de leur circulation, est la fluidité ; par un effet morbide, cette fluidité peut être augmentée ou diminuée, et de là une influence anomale sur les solides dans les organes pulsateurs, et un trouble dans l'économie. Il importe donc que cette qualité physique de nos liquides soit connue et appréciée par des symptômes apparens et auxquels on puisse faire rapporter l'état morbide. La composition chimique des liquides peut influer beaucoup sur cette qualité physique, par la nature chimique des corps étrangers avec lesquels ils sont en rapport, pour en extraire les principes nutritifs dont ils sont les distributeurs.

S'il résulte de l'état morbide de nos liquides une diminution ou une augmentation de fluidité, la circulation des fluides malades sera ou retardée ou plus précipitée. Il sera donc extrêmement important de ramener à l'état normal cet état maladif; on y parviendra en mettant en rapport avec ces liquides malades des substances médicamenteuses qui, par leurs propriétés chimiques, neutraliseront cet effet morbide et en empêcheront les conséquences.

Avant de passer à l'étude des maladies des solides, venons à des exemples sur les maladies des liquides; prenons la bile pour exemple.

Ce liquide, sécrété par les petits corps glanduleux agglomérés dans le foie, doit passer par tous les conduits excréteurs de ces petits corps pour parvenir à un conduit plus grand, et ensuite suivre la destination physiologique. Je suppose que par une cause quelconque ce liquide ait perdu une partie de la fluidité nécessaire pour passer à travers ces différens conduits, sa circulation se ralentira; il y aura agglomération de liquide; s'il en passe quelque partie, il faudra une force plus grande à l'organe pulsateur et une dilatation beaucoup plus grande du conduit; il y aura donc influence sur les solides qui en subiront les effets dont je parlerai dans leur maladie. Connaissant par des symptômes extérieurs cet état de gêne dans cette circulation, il importera beaucoup au médecin de mettre en rapport avec cette bile trop consistante ou trop visqueuse, une substance qui diminue cette viscosité ou cette consistance, et qui favorisera la circulation, afin qu'elle puisse aller facilement remplir la fonction dont elle est chargée.

Voilà pour l'humorisme; passons au solidisme ou au vitalisme.

Nos solides sont soumis à des lois vitales. La santé résulte de la juste distribution de la somme de vitalité nécessaire à chaque organe pour l'entretien de la vie. Si par une cause quelconque cette somme de vitalité se porte en plus sur un organe, il y a rupture d'équilibre entre les forces de la vie, et par conséquent état morbide.

J'ai dit plus haut qu'un de nos liquides portait dans toute notre économie les matériaux nutritifs, qu'il était appelé dans nos organes pour une somme de vitalité qui constituait l'état de santé : si un appel plus considérable a lieu, il y a augmentation de vitalité, et trouble dans la fonction dont cet organe est chargé ; cette fonction troublée dérange celle des organes avec lesquels elle est liée par des lois sympathiques; il y a excès de vitalité locale: c'est de l'irritation. Comme la plupart de nos liquides sont fournis par l'action des solides sur les corps étrangers mis en rapport avec eux, les solides n'étant plus dans leur état normal, cet état doit avoir des résultats autres que ceux obtenus dans leur état de santé. Enfin, je suis porté à penser que l'altération des liquides provient le plus ordinairement de l'état morbide des solides.

Pour venir à une conclusion, je dirai donc que, quoique vitaliste par conviction, je pense que l'altération des liquides, par suite de celle des solides, présente à l'observateur des phénomènes tellement patens, qu'il est hors de doute que cette altération peut occasioner beaucoup de maladies. Ces altérations ne seraient-elles que le résultat, comme je l'ai dit plus haut, de l'état pathologique des organes, elles n'en doivent pas moins être combattues dans leurs principes.

Ainsi, si la composition chimique des liquides altérés nuit à leur circulation et à leur attribution, dans le rôle qu'ils doivent jouer dans notre économie, il sera très-important de leur rendre la condition nécessaire pour qu'ils remplissent leurs fonctions.

De savans chimistes ont entrepris des travaux tendant à apprécier les différentes altérations que les humeurs peuvent éprouver dans tel ou tel état pathologique des organes. Ce travail fait par des mains habiles ne peut que produire de très-bons résultats, qui mettront à même les praticiens d'employer des moyens efficaces pour remédier aux maladies qui en peuvent être ou l'effet ou la cause.

Dans l'état actuel de la science, nous connaissons la composition chimique de la plupart de nos liquides dans l'état de santé. Quelques expériences faites par des physiologistes, nous ont appris les changemens que quelques-uns éprouvaient dans une de nos principales fonctions (la digestion). Partant de là, on nous a mis dans la position d'apprécier les moyens à employer pour y remédier. En connaissant à fond les propriétés de l'agent thérapeutique duquel je parle, on viendra aisément à classer les maladies dans lesquelles il convient.

Ainsi toutes altérations de nos liquides qui reconnaîtront pour cause la trop grande consistance de nos humeurs, seront traitées avantageusement par les eaux minérales de Vichy, quand cette consistance sera due à l'effet de leur acidification anomale.

Elles le seront pareillement toutes les fois que cette suracidification sera l'effet de l'état pathologique des organes sécréteurs, pourvu que cet état pathologique soit dans les conditions voulues pour recevoir la médication.

J'ai dit que je pensais que l'altération des solides précédait toujours, ou à peu près, celle des liquides; mais aussi d'effet elle pouvait devenir cause ; par exemple :

Pour l'altération des liquides, les sucs gastriques, pancréatiques, peuvent par l'état pathologique des organes qui les sécrètent, donner au bol alimentaire qu'ils imprègnent, une qualité acide trop stimulante qui fatigue la digestion. Tous les liquides qui contiennent dans leur formation de l'albumine, peuvent, sous une influence d'acidité, prendre une consistance nuisible à leur circulation ; la consistance de la bile peut occasioner beaucoup de douleur lors de son passage à travers les canaux sécréteurs, et de là occasioner l'engorgement de l'organe. L'urine peut former des graviers dans la vessie sous une pareille influence. Par l'emploi des eaux de Vichy, comme moyen curatif, on parviendra à neutraliser cette tendance à cette suracidification, et on remédiera à ces effets qui peuvent avoir des suites fâcheuses. Voilà pour quelques-unes de nos humeurs.

Pour l'altération de nos solides, leur irritation chronique, suite d'une irritation plus aiguë, peut avoir vicié le résultat de leur sécrétion. Si l'emploi des eaux de Vichy réussit à diminuer et à détruire cette irritation en la déplaçant ou en provoquant une crise qui lui sera favorable, cette médication remédiera en même temps et à l'effet et à la cause.

Parmi les maladies qui sont le plus facilement éteintes par l'usage des eaux de Vichy, on doit ranger en première ligne une grande partie de celles de l'appareil digestif et de ses annexes. Ainsi elles réussiront dans les gastrites, les entérites, les colites chroniques, les gastralgies, entéralgies, toutes les névroses de l'estomac, que l'on regardait comme des maladies distinctes, mais qui ne sont réellement que des symptômes de la même maladie, telles que la *dispepsie* ou difficulté de digérer, quand cette difficulté ne reconnaît pour cause que l'état pathologique de l'estomac; la *cardialgie* ou sentiment de resserrement de cet organe ; la *gastrodynie*, la *boulimie* ou sentiment de faim disproportionné aux forces digestives de l'estomac. Elles diminueront les engorgemens de la rate, du pancréas, du foie, qui surviennent à la suite de gastrites chroniques et intermittentes.

Elles calmeront les coliques hépatiques, soit que ces coliques soient dues à la difficulté du passage de la bile, ou à la concrétion d'une partie de ce liquide.

Elles empêcheront la formation des graviers dans les voies urinaires, détruiront les inflammations chroniques de la vessie; enfin, elles seront employées avec succès dans toutes les affections des voies digestives et de leurs annexes.

Les personnes atteintes de *métrites* et de *péritonites* puerpérales chroniques, d'*aménorrhée*, de *chlorose*, d'*hystérie*, de *leuchorrée*, etc., seront soulagées ou guéries par leur emploi.

On combattra avec succès les palpitations du cœur, sympathiques d'une maladie de l'estomac.

On en obtiendra peu de résultats avantageux dans les affections rhumatismales anciennes, dans les paralysies, dans les subinflammations des glandes, dans toutes les maladies de la peau quand elles ne reconnaîtront point pour cause une maladie primitive de l'estomac; leur contact avec les ulcères de la peau les enflamme et les fait saigner.

Elles nuiront beaucoup aux maladies de l'encéphale, aux malades menacés d'apoplexies et atteints de maladies organiques du cœur, et de phlegmasies chroniques de la poitrine.

Dans leur application on doit toujours avoir en vue que cet agent thérapeutique ne peut agir physiquement que par révulsion, et que pour en obtenir une favorable, il faut que l'irritation que l'on produit artificiellement par cet agent, soit plus forte que celle que l'on a à combattre. Il est donc utile, et je ne saurais trop le répéter, que le médecin amène l'organe primitivement malade, à un état d'irritation telle qu'elle puisse être enlevée par une irritation plus forte, établie sur un autre point.

En résumé, je dirai que les eaux de Vichy sont thermales et alcalines gazeuses; leurs propriétés médicales sont d'être excitantes et neutralisantes; par leur excitation, on peut obtenir des révulsions favorables; par leur effet neutralisant, elles détruisent l'état chimique de nos humeurs qui peut influer d'une manière pathologique sur nos organes.

J'ajouterai aussi que si les buveurs n'éprouvent pas toujours un effet bien marqué pendant qu'ils sont soumis à l'action de ce médicament, c'est, comme je l'ai dit ailleurs, que, pour éprouver ce bien-être, il faut ne plus se trouver sous l'influence de l'alcalisation de nos principales humeurs, et qu'après y avoir été soumis pendant un laps de temps assez considérable, il faut un autre espace de temps pour en être exempt ; et que ce n'est que dans ce moment que le malade pourra juger de l'effet des eaux, et des changemens que leur usage aura pu apporter à l'état où il se trouvait lors du commencement du traitement.

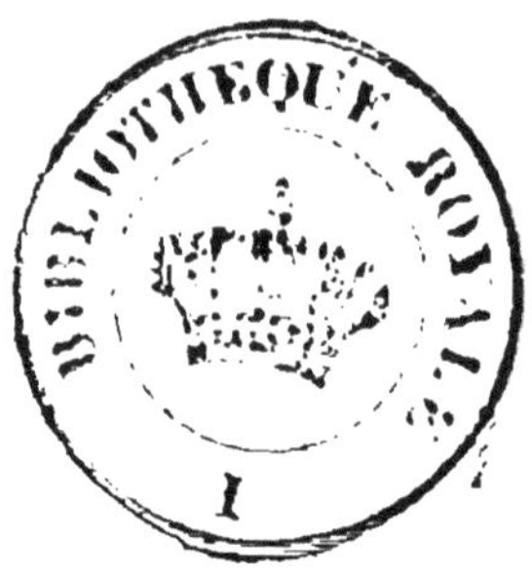

FIN.

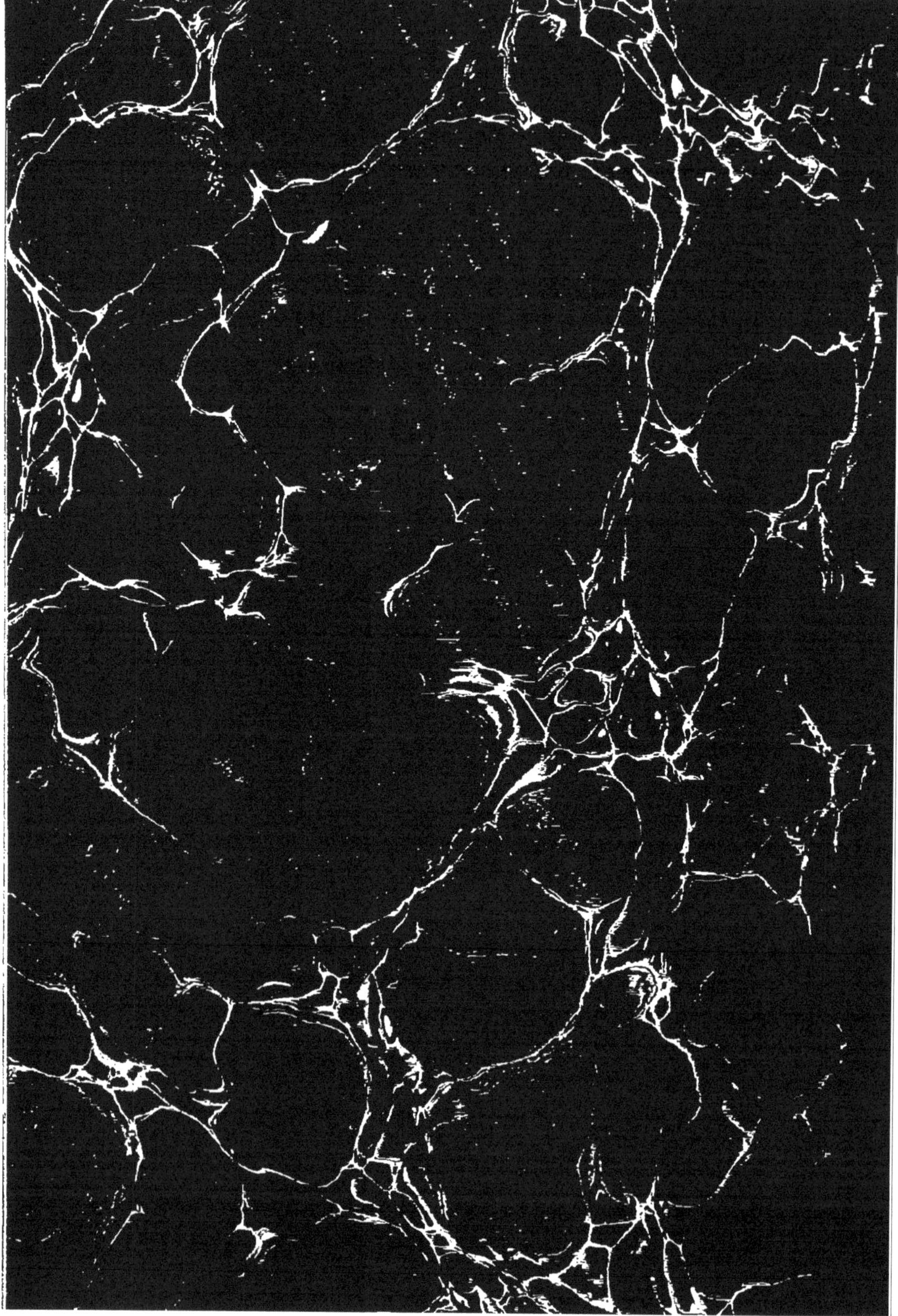

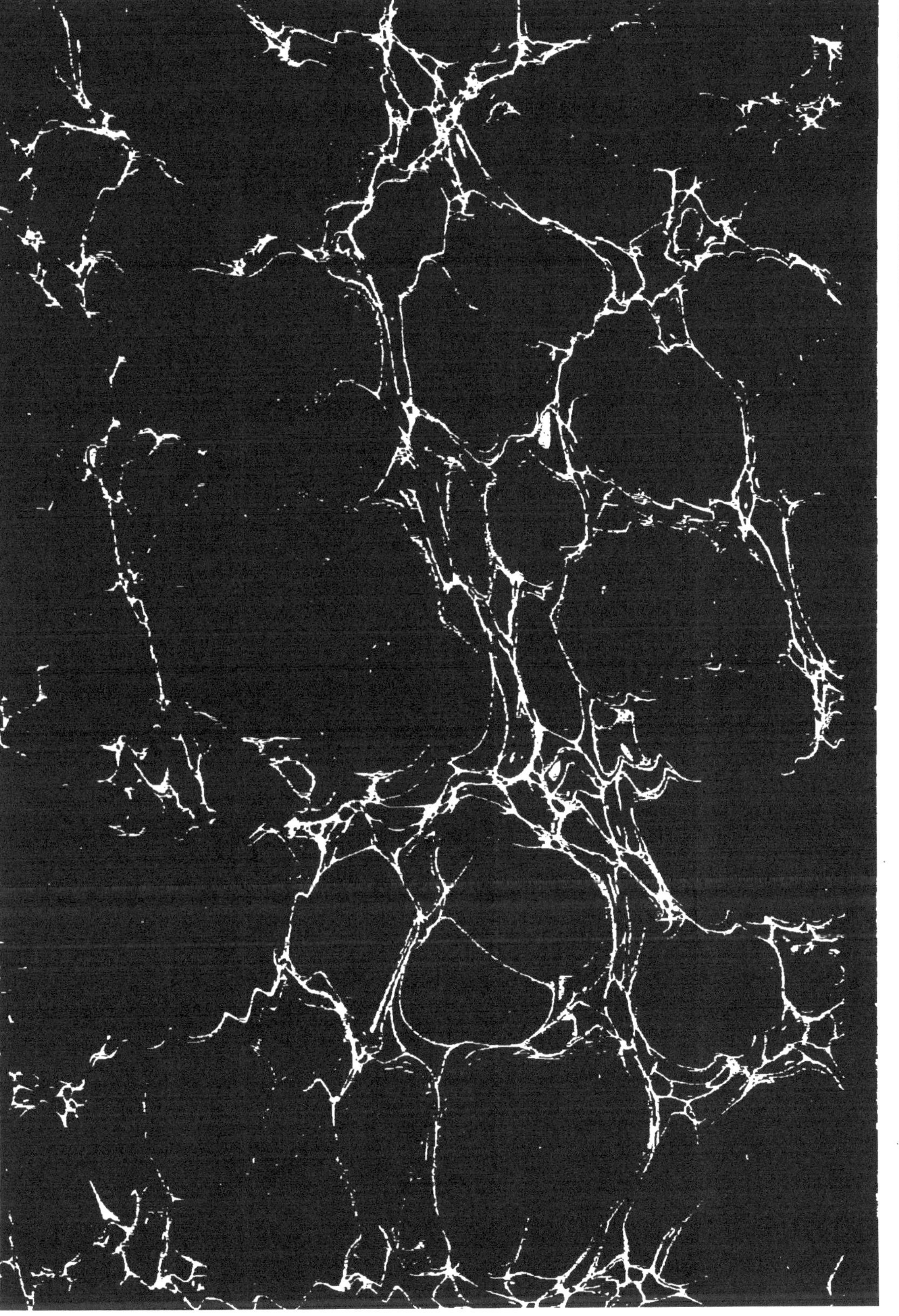

www.ingramcontent.com/pod-product-compliance
Ingram Content Group UK Ltd.
Pitfield, Milton Keynes, MK11 3LW, UK
UKHW021905260726
13966UKWH00006B/628

9 782011 763877